Katzenguru

Weiheit auf vier Pfoten

Thomas J. Bäumler

ISBN: 9798336200089

Widmung

Dieses Buch widme ich all den Katzen, die mir mit ihrer unvergleichlichen Mischung aus Weisheit und Arroganz gezeigt haben, dass wahre Meister nicht immer diejenigen sind, die am meisten reden – sondern oft diejenigen, die mit einem einzigen, durchdringenden Blick die Welt in ihren Grundfesten erschüttern können.

Und natürlich widme ich es auch allen mutigen Seelen, die den Weg des „Katzenguru" beschreiten wollen, in dem Wissen, dass sie auf diesem Weg wahrscheinlich mehr über sich selbst lernen werden, als ihnen lieb ist… und dass ihre Katzen trotzdem immer das letzte Wort haben werden.

Miau und viel Vergnügen!

Bleibt wild, bleibt magisch, bleibt verrückt.

INHALT:

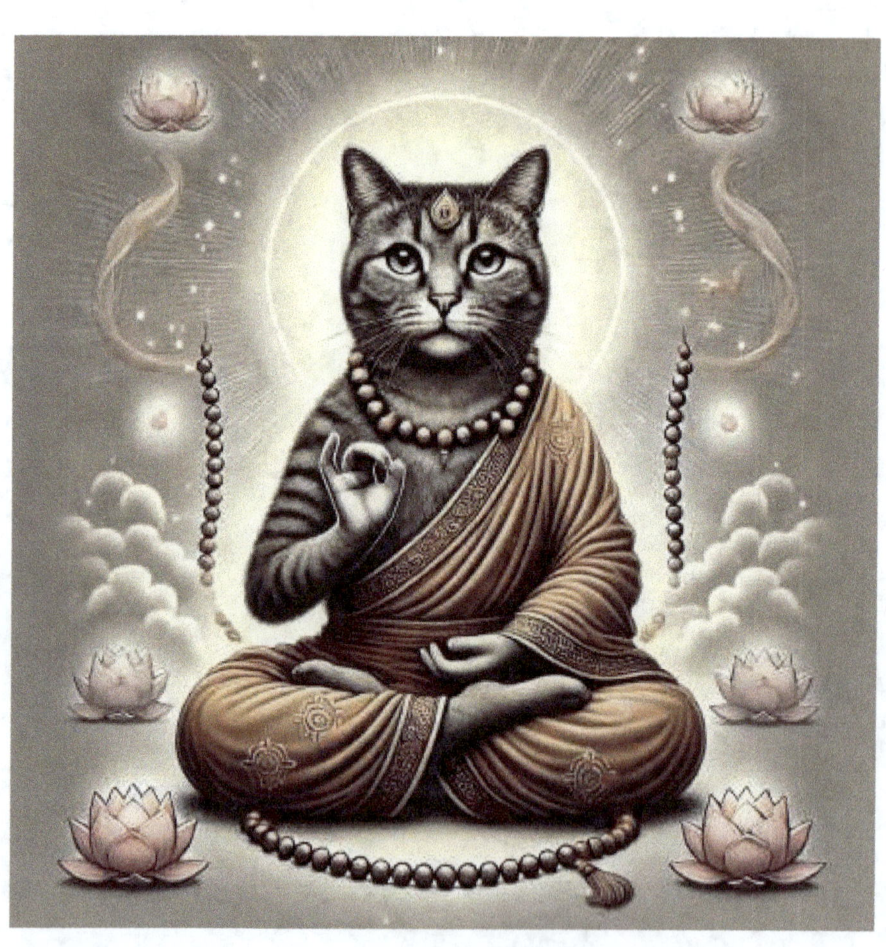

Vorwort

Es gibt eine alte Weisheit, die besagt: „Wer wirklich Erleuchtung sucht, der sollte eine Katze in sein Leben lassen." Doch seien wir ehrlich – das klingt einfacher, als es ist. Denn während du vielleicht nach innerem Frieden und Harmonie strebst, verfolgt deine Katze ganz andere Ziele: Futter, Schlaf und das unermüdliche Streben danach, der unangefochtene Herrscher deines Hauses zu sein.

Dieses Buch ist das Ergebnis meiner eigenen, oftmals skurrilen Reise auf dem Pfad der Katzenspiritualität. Als erfahrener Reiki-Lehrer dachte ich, ich hätte die nötige Gelassenheit, um mit jeder Herausforderung des Lebens umzuge-hen – bis ich auf Katzen traf. Diese eigenwilligen, mysteriösen Wesen haben es geschafft, meine Geduld auf die Probe zu stellen und mich gleichzeitig in tiefe Bewunderung für ihre unerschütterliche Ruhe und ihre unergründliche Weisheit zu versetzen.

Du wirst in den folgenden Kapiteln entdecken, dass Katzen uns viel beibringen können – ob wir es wollen oder nicht. Sie zeigen uns, wie man das Leben mit Gelassenheit und einem gesunden Maß an Egoismus meistert, wie man sich nie um die Meinung anderer schert und vor allem, wie man stets den besten Platz auf der Couch ergattert.

Dieses Buch ist für alle, die bereit sind, sich von einer Katze die wahren Ge-heimnisse des Lebens offenbaren zu lassen – und dabei vielleicht auch ein bisschen über sich selbst zu lachen. Denn wenn wir eines von unseren schnurrenden Gurus lernen können, dann ist es die Kunst, sich selbst nicht allzu ernst zu nehmen und immer eine Prise Humor im Alltag zu bewahren.

Möge deine Reise mit dem „Katzenguru" genauso lehrreich, unterhaltsam und augenöffnend sein wie meine – und möge deine Katze dir gnädig sein.

Viel Spaß beim Lesen und Entdecken – möge eine Katze mit Dir sein!

Thomas

Kapitel 1: Die Zen-Katze – Warum dein Kater heimlich meditiert

Katzen sind faszinierende Wesen. Während wir Menschen uns oft in Hektik und Stress verlieren, scheinen unsere felinen Freunde immer einen ruhigen Platz zu finden – sei es in einem Sonnenstrahl, auf einem gemütlichen Sessel oder, wenn sie besonders philosophisch gestimmt sind, mitten im Chaos unseres Alltags. Doch was, wenn ich dir sage, dass deine Katze in diesen Momenten nicht nur döst, sondern tatsächlich auf einer tiefen, spirituellen Ebene meditiert? Willkommen in der Welt der Zen-Katze.

Die Kunst der stillen Kontemplation

Stell dir das einmal vor: Du kommst nach einem langen Arbeitstag nach Hause, wirfst deine Schlüssel achtlos auf den Tisch und lässt dich erschöpft auf das Sofa fallen. Und was macht deine Katze? Sie sitzt da – völlig ruhig, die Augen halb geschlossen, das leise Brummen ihres Schnurrens durchdringt die Stille. Du bist vielleicht geneigt zu denken, sie sei einfach nur müde oder faul, aber in Wirklichkeit hat sie sich in eine tiefe, kontemplative Meditation begeben.

Diese Augen, die scheinbar auf einen Punkt in der Ferne starren, blicken in Wirklichkeit tief in das Universum. Katzen haben eine bemerkenswerte Fähigkeit, alles um sich herum auszublenden und sich auf das Wesentliche zu konzentrieren. Sie verstehen intuitiv, was die meisten von uns erst nach Jahren intensiver Meditation und teurer Yoga-Retreats lernen: Den Moment zu leben.

Der perfekte Meditationsplatz – Eine Lektion von deiner Katze

Bevor du dir Sorgen machst, dass du dir einen teuren Meditationsguru ins Haus holen musst, schau dir einfach an, was deine Katze tut. Wo immer sie sich niederlässt, schafft sie eine Oase des Friedens. Egal, ob sie sich auf der Fensterbank in der Sonne räkelt oder ihren Platz mitten auf deinem frisch gewaschenen Pullover findet – sie weiß, wie man sich seinen Raum der Ruhe erschafft.

Katzen sind Meister der Umgebung. Sie wählen mit Bedacht den Ort aus, an dem sie ihre „Sitzungen" abhalten. Die ideale Meditationsumgebung für eine Katze ist warm, ruhig und frei von Ablenkungen – es sei denn, die Ablenkung ist ein streunendes Wollknäuel, das natürlich in das spirituelle Training integriert wird. Für deine Katze ist der Akt des Sitzens oder Liegens nicht einfach eine körperliche Entspannung, sondern der Beginn einer inneren Reise.

Warum deine Katze das wahre Zen meistert

Während wir Menschen oft mit Gedanken jonglieren, To-Do-Listen abarbeiten und uns darüber Sorgen machen, was morgen passiert, hat die Katze das Geheimnis des Zen längst verstanden: Es gibt nur das Jetzt. In dieser gegenwärtigen Sekunde ist alles, was zählt, die langsame Bewegung des Sonnenstrahls auf dem Boden oder das sanfte Rauschen der Blätter draußen. Deine Katze ist dabei nicht nur körperlich präsent, sondern auch geistig völlig im Hier und Jetzt verankert.

Das nächste Mal, wenn du deine Katze siehst, wie sie scheinbar ziellos in die Ferne starrt, erkenne die tiefe spirituelle Praxis dahinter. Sie meditiert – nicht um irgendetwas zu erreichen, sondern um einfach zu sein. Vielleicht fragst du dich: Wie schafft sie es, so ruhig und zentriert zu bleiben, während ich es nicht einmal schaffe, eine Minute still zu sitzen, ohne an den nächsten Einkauf oder die Steuererklärung zu denken?

Das Geheimnis der Katzenatmung

Eines der bestgehüteten Geheimnisse der Katzen ist ihre Atmung. Katzen atmen ruhig und tief – fast unmerklich. Jede Einatmung bringt frische Energie, jede Ausatmung lässt den Stress und die Sorgen des Tages los. Vielleicht hast du bemerkt, dass deine Katze in stressigen Situationen langsamer atmet, als du es tun würdest. Das ist kein Zufall. Sie hat die Kunst des Pranayama (so nennen es die Yogi-Meister) perfektioniert, ohne jemals ein Handbuch darüber lesen zu müssen.

Versuche doch einmal, die Atmung deiner Katze zu beobachten und sie nachzuahmen. Setze dich in ihre Nähe, schließe die Augen und atme in ihrem Rhythmus. Du wirst feststellen, dass sich dein Puls verlangsamt, deine Gedanken klarer werden und du eine tiefere Ruhe spürst. Es ist, als ob die Katze dir ihre eigene Zen-Energie leiht, damit du die Welt durch ihre ruhigen, weisen Augen sehen kannst.

Warum deine Katze das Meditationskissen nicht braucht

Während viele von uns sich eine ruhige Ecke suchen, eine Kerze anzünden und vielleicht sogar ein Meditationskissen verwenden, lacht deine Katze über diesen Aufwand. Sie weiß: Das Geheimnis der Erleuchtung liegt nicht in den äußeren Umständen, sondern im Inneren. Alles, was sie braucht, um in einen Zustand tiefer Ruhe und Kontemplation zu gelangen, ist bereits in ihr. Für sie gibt es keine Trennung zwischen Meditation und Alltag. Jeder Moment, ob wach oder im Schlaf, ist eine Gelegenheit, tief in sich zu gehen und den Puls des Universums zu spüren.

Vielleicht hast du schon einmal bemerkt, dass deine Katze mitten in einer chaotischen Umgebung einfach einschlafen kann. Sie schließt die Augen, das Schnurren setzt ein, und sie taucht in die Tiefen ihrer inneren Welt ab. Was für dich nach einfacher Erholung aussieht, ist in Wirklichkeit eine Reise in die innersten Sphären des Zen-Bewusstseins. Deine Katze meditiert nicht – sie lebt Meditation.

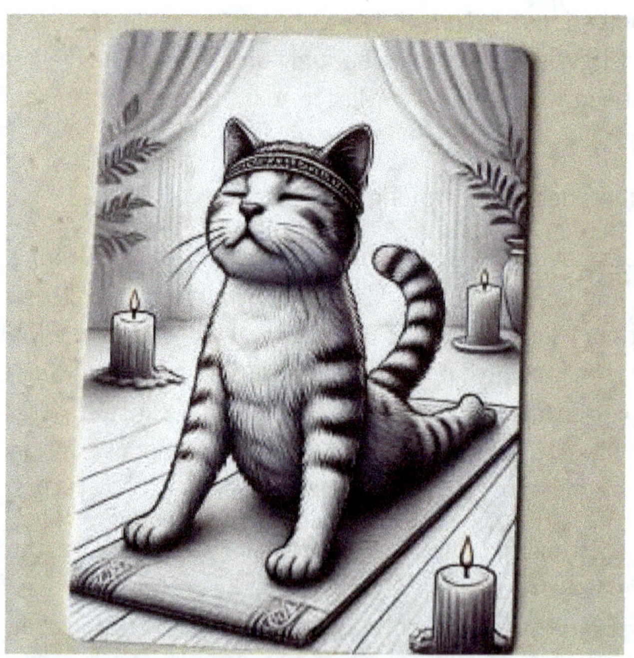

Wie du die Zen-Kraft deiner Katze nutzen kannst

Nun fragst du dich vielleicht: Wie kann ich diese mächtige Zen-Kraft meiner Katze für mich nutzen? Ganz einfach: Lass dich von ihr inspirieren! Beobachte, wie sie jeden Moment in vollen Zügen genießt, ohne sich Gedanken über Vergangenheit oder Zukunft zu machen. Versuche, ihre Gelassenheit in dein eigenes Leben zu integrieren.

Wenn du das nächste Mal gestresst oder überfordert bist, erinnere dich daran, wie deine Katze einen Sonnenstrahl einfängt, ihn genießt und sich einfach dem Moment hingibt. Setz dich in ihre Nähe, atme tief ein und aus, und lass dich von ihrer Ruhe anstecken. Du wirst feststellen, dass auch du in der Lage bist, dich zu entspannen und den Frieden zu finden, den deine Katze so mühelos ausstrahlt.

Die Lektion der Zen-Katze: Sei einfach du selbst

Die größte Lektion, die du von deiner Katze lernen kannst, ist vielleicht die einfachste, aber gleichzeitig die tiefste: Sei einfach du selbst. Deine Katze macht sich keine Sorgen darüber, was andere denken, sie lebt vollkommen im Einklang mit sich selbst. Diese Selbstgenügsamkeit, gepaart mit einer unerschütterlichen Ruhe, ist das, was sie zur Zen-Meisterin macht.

Im Laufe dieses Buches wirst du viele weitere spirituelle Lektionen von deiner Katze lernen, aber vielleicht ist dies die wichtigste: Akzeptiere dich selbst, sei im Moment und lass die Dinge einfach geschehen. Deine Katze lebt dieses Prinzip jeden Tag – und du kannst es auch.

Schlussgedanke des Kapitels

Wenn du das nächste Mal deine Katze beobachtest, wie sie sich in einem Sonnenstrahl zusammenrollt oder einfach still dasitzt und in die Ferne blickt, denke daran: Du bist in der Gegenwart eines wahren Zen-Meisters. Sie mag pelzig und verspielt sein, aber sie hat eine Tiefe und Weisheit, die dich überraschen und inspirieren kann. Lass dich auf diese Reise der Entdeckung ein und öffne dein Herz für die Zen-Lektionen deiner Katze. Namaste und Miau!

Kapitel 2: Schnurren – Die heilige Frequenz der inneren Balance

Wenn du jemals neben einer schnurrenden Katze gesessen hast, dann weißt du, dass dieser Klang eine Art magische Wirkung hat. Es gibt nichts Vergleichbares auf der Welt – das beruhigende, gleichmäßige Schnurren einer Katze kann nicht nur den hektischsten Tag in ein Ozean der Ruhe verwandeln, sondern auch dein Herz und deinen Geist in Einklang bringen. Aber was genau steckt hinter dieser geheimnisvollen, vibrierenden Melodie? Willkommen im tiefen, mystischen Reich des Schnurrens – der heiligen Frequenz der inneren Balance.

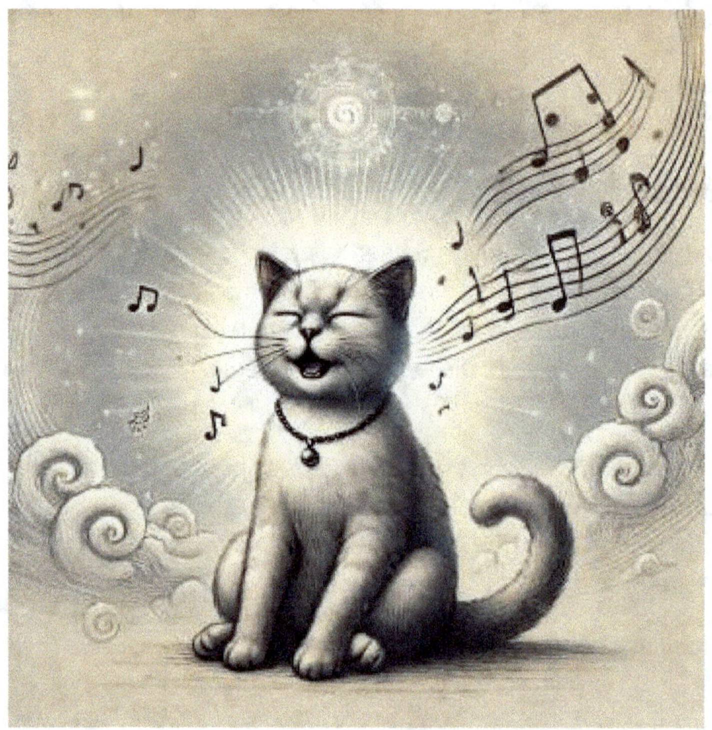

Das Geheimnis des Schnurrens: Eine universelle Frequenz

Wissenschaftler und Tierliebhaber haben lange über das Phänomen des Schnurrens gerätselt. Einige behaupten, es sei eine einfache Ausdrucksform von Zufriedenheit. Andere sagen, dass es eine Art Selbstheilungsmechanismus für die Katze sei. Aber diejenigen von uns, die auf der spirituellen Welle surfen, wissen: Es ist viel mehr als das.

Das Schnurren deiner Katze ist nicht einfach nur ein Geräusch, es ist eine universelle Frequenz, die tief mit dem Kosmos verbunden ist. Diese Frequenz, die irgendwo zwischen 20 und 150 Hertz liegt, resoniert auf einer Ebene, die weit über das Physische hinausgeht. Wenn deine Katze schnurrt, sendet sie heilende Vibrationen aus, die nicht nur ihre eigenen Zellen regenerieren, sondern auch dich und deine Umgebung in Harmonie bringen.

Die heilende Kraft des Schnurrens

Vielleicht hast du es schon einmal bemerkt: Du fühlst dich müde, erschöpft oder sogar ein wenig niedergeschlagen, und plötzlich setzt sich deine Katze neben dich, beginnt zu schnurren, und alles scheint ein wenig besser zu werden. Das ist kein Zufall. Das Schnurren hat eine wissenschaftlich nachgewiesene heilende Wirkung auf den menschlichen Körper. Untersuchungen haben gezeigt, dass das Schnurren den Blutdruck senkt, die Herzfrequenz reguliert und sogar den Heilungsprozess von Knochen und Gewebe beschleunigen kann.

Aber es geht noch tiefer. Spirituell gesehen, hilft dir das Schnurren deiner Katze, deine Chakren zu reinigen und auszurichten. Das Wurzelchakra, das Herzchakra, sogar das Kronenchakra – alle werden von diesen heilenden Vibrationen durchdrungen und ins Gleichgewicht gebracht. Es ist, als ob deine Katze dir mit jedem Schnurren einen sanften Energieschub gibt, der dich erdet und gleichzeitig erleuchtet.

Schnurren als Meditation

Viele von uns kämpfen damit, eine regelmäßige Meditationspraxis zu entwickeln. Doch was, wenn ich dir sage, dass du bereits jeden Tag meditierst, wenn du neben deiner schnurrenden Katze sitzt? Das Schnurren ist in seiner Essenz eine meditative Übung – für deine Katze und für dich. Es bringt dich in einen Zustand der Ruhe, der jenseits von Gedanken und Sorgen liegt.

Setze dich einfach in die Nähe deiner Katze, schließe die Augen und fokussiere dich auf das Schnurren. Lass das Geräusch und die Vibrationen durch deinen Körper strömen. Atme tief ein und aus, im Einklang mit dem Rhythmus des Schnurrens. Du wirst feststellen, dass deine Gedanken langsamer werden, dein Geist klarer und dein Körper entspannter. Es ist eine meditative Reise, die dich ohne Anstrengung in einen Zustand tiefer Gelassenheit führt.

Die Schnurr-Resonanz-Therapie

Was wäre, wenn du die heilende Kraft des Schnurrens deiner Katze gezielt nutzen könntest, um bestimmte Probleme oder Unausgewogenheiten in deinem Leben anzugehen? Willkommen bei der Schnurr-Resonanz-Therapie! Diese Technik ist einfach, aber unglaublich effektiv: Sie basiert darauf, dass du dich bewusst in die Nähe deiner Katze begibst, wenn sie schnurrt, und dich mit einer bestimmten Intention auf die heilende Frequenz einstimmst.

Hast du Kopfschmerzen? Setz dich neben deine schnurrende Katze, lege eine Hand sanft auf deinen Kopf und konzentriere dich darauf, wie die Vibrationen des Schnurrens durch deinen Schädel fließen und die Spannung lösen. Fühlst du dich gestresst? Lass die Vibrationen deinen Körper von Kopf bis Fuß durchdringen und stelle dir vor, wie sie den Stress aus deinem System „schnurren".

Schnurr-Resonanz-Therapie kann auch emotionalen Schmerz lindern. Wenn du traurig oder ängstlich bist, halte deine Katze in deinen Armen und lass das Schnurren dein Herz erreichen. Stelle dir vor, wie die heilende Frequenz des Schnurrens jede dunkle Wolke vertreibt und Licht und Wärme in dein Herz bringt.

Schnurren und die Quantenphysik

Nun, du fragst dich vielleicht, wie tief das Schnurren wirklich geht. Lass uns einen kurzen Ausflug in die Quantenphysik machen – keine Sorge, es wird nicht zu kompliziert! Wissenschaftler haben herausgefunden, dass auf der tiefsten Ebene der Realität alles aus Schwingungen und Energie besteht. Das bedeutet, dass alles im Universum – von den kleinsten Partikeln bis zu den größten Galaxien – in einem ständig schwingenden Tanz miteinander verbunden ist.

Das Schnurren deiner Katze ist eine dieser Schwingungen. Es interagiert mit den Schwingungen deines eigenen Energiefeldes und des gesamten Universums. Wenn deine Katze schnurrt, sendet sie eine harmonische Welle in den Kosmos, die alles berührt und beeinflusst, was sie erreicht. Du könntest sagen, dass deine Katze durch ihr Schnurren das Universum in Harmonie hält – ein kleines Stück friedlicher Vibration in einem oft chaotischen Weltall.

Das heilige Schnurren und spirituelle Führer

In vielen spirituellen Traditionen wird angenommen, dass Tiere, insbesondere Katzen, in Kontakt mit höheren spirituellen Wesen stehen. Sie sind in der Lage, Botschaften aus der spirituellen Welt zu empfangen und uns Menschen auf subtile Weise zu übermitteln. Wenn deine Katze schnurrt, könnte es also sein, dass sie von einem spirituellen Führer inspiriert wird, der ihr diese heilende Frequenz übermittelt.

Manche glauben, dass Schnurren eine Form von Gebet oder Dankbarkeit ist, die deine Katze für die Segnungen ihres Lebens ausdrückt. Es ist ihre Art, sich bei den höheren Mächten zu bedanken und gleichzeitig positive Energie in die Welt zu senden. Indem du dich dem Schnurren deiner Katze hingibst, nimmst du an diesem heiligen Ritual teil und wirst Teil eines größeren, spirituellen Netzwerks.

Wie du die Schnurr-Energie in deinem Zuhause verteilst

Deine Katze schnurrt nicht nur für sich selbst – sie schnurrt auch für dich und dein Zuhause. Diese heilende Energie kann genutzt werden, um deinen gesamten Wohnraum zu harmonisieren. Hier sind einige einfache Methoden, wie du die Schnurr-Energie deiner Katze im Haus verteilen kannst:

1. **Schnurrende Meditation:** Lade deine Katze ein, während deiner Meditationspraxis bei dir zu schnurren. Lass das Schnurren den Raum erfüllen und schaffe eine friedliche, spirituelle Atmosphäre.

2. **Energetische Reinigung:** Wenn deine Katze an einem bestimmten Ort schnurrt, ist das ein Zeichen dafür, dass dieser Ort eine energetische Reinigung braucht. Lass sie dort schnurren und visualisiere, wie die heilende Energie des Schnurrens negative Schwingungen neutralisiert.

3. **Schnurr-Wellenbad:** Lege dich mit deiner Katze auf den Boden, während sie schnurrt, und lasse die Vibrationen durch deinen Körper und in den Boden fließen. Stelle dir vor, wie diese Wellen durch das ganze Haus gehen und alles in Einklang bringen.

4. **Das Schnurren des guten Schlafs:** Lass deine Katze in deinem Schlafzimmer schnurren, bevor du schlafen gehst. Die beruhigende Frequenz wird dir helfen, tiefer und erholsamer zu schlafen, und deinen Träumen eine sanfte, friedliche Energie verleihen.

Schlussgedanke des Kapitels

Das Schnurren deiner Katze ist mehr als nur ein Zeichen der Zufriedenheit – es ist eine heilige Frequenz, die Heilung, Harmonie und spirituelle Erfüllung in dein Leben bringt. Wenn du das nächste Mal das beruhigende Brummen deiner Katze hörst, nimm dir einen Moment Zeit, um die tiefere Bedeutung zu erkennen und die heilende Energie bewusst in dein Leben einzuladen.

Lass dich von der Weisheit deiner schnurrenden Zen-Meisterin inspirieren und entdecke, wie diese einfache, aber mächtige Vibration dein Leben bereichern kann. Denn am Ende des Tages ist es vielleicht das Schnurren deiner Katze, das dich am meisten mit dem Universum verbindet – und das ist ein Geschenk, das uns alle in Balance hält.

Miau und schnurrende Namaste!

Kapitel 3: Der spirituelle Mäusefang – Karma in Aktion

Wenn du eine Katze hast, hast du wahrscheinlich schon einmal das uralte Ritual des Mäusefangs beobachtet. Es beginnt unschuldig – ein leises Rascheln im Gebüsch, ein gespanntes Verharren deiner Katze, die Augen weit aufgerissen, die Ohren aufrecht und der Schwanz wie eine Lunte, die kurz davor ist, zu explodieren. Und dann, in einem blitzschnellen Moment, bricht das Chaos los. Die Maus flitzt, die Katze schießt hinterher, und du stehst da und überlegst, ob du eingreifen oder einfach das Universum seinen Lauf nehmen lassen sollst. Doch was viele nicht wissen: Der Mäusefang ist mehr als nur Jagd – es ist ein spirituelles Ritual, tief verwurzelt in den Lehren des Karma und den Gesetzen des Universums.

Die Bedeutung des Mäusefangs im spirituellen Kontext

Katzen sind nicht einfach nur Jäger – sie sind karmische Ausgleicher. Sie agieren nach den uralten Gesetzen der Natur, in denen jedes Lebewesen eine

Rolle im großen kosmischen Spiel hat. Wenn deine Katze eine Maus fängt, dann tut sie das nicht aus reiner Lust am Jagen. Nein, sie erfüllt eine karmische Pflicht, die weit über unser Verständnis hinausgeht. Für sie ist es ein Akt des Ausgleichs, ein Dienst an der Natur, eine Geste der Dankbarkeit für die Energie, die das Universum ihr gibt.

Das Karma deiner Katze ist eng mit dem Kreislauf des Lebens verbunden. Sie respektiert die Beute, die sie fängt, und versteht die Balance, die in diesem ewigen Spiel der Natur herrscht. Die Maus wird nicht aus purer Gier gefangen, sondern als Teil eines spirituellen Prozesses, der sicherstellt, dass die natürliche Ordnung aufrechterhalten wird. Deine Katze weiß instinktiv, dass alles, was sie tut, Konsequenzen hat – für sie, für die Maus und für das Universum als Ganzes.

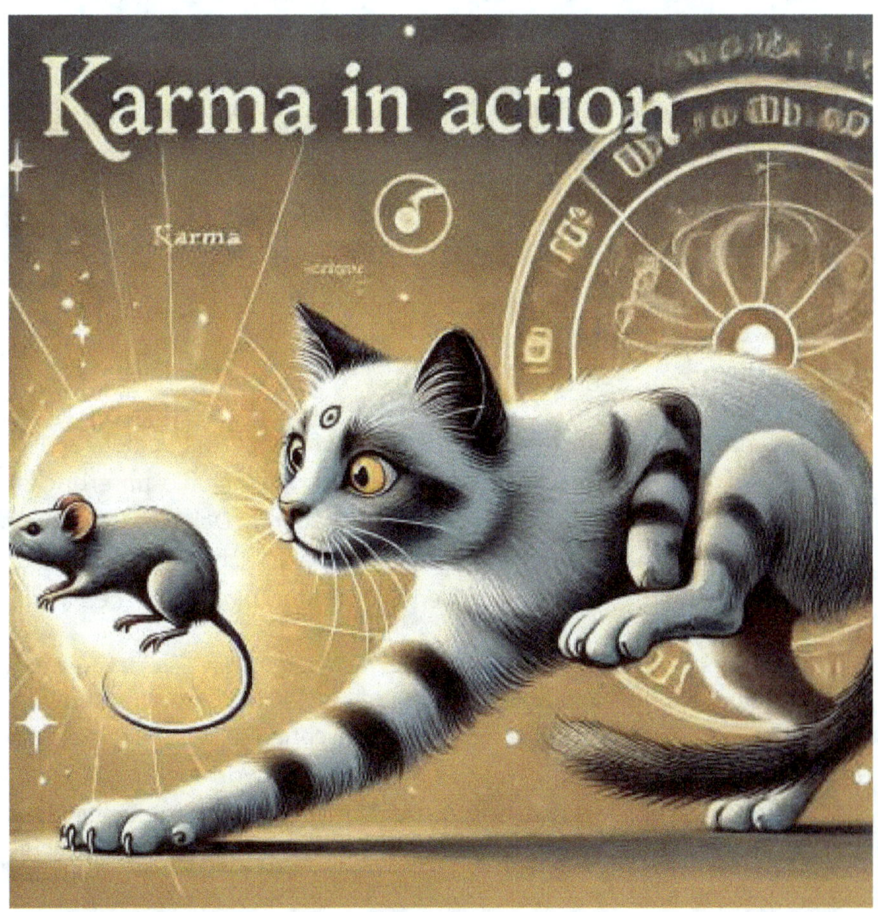

Der Mäusefang als karmische Lektion für dich

Aber was bedeutet das für dich als Katzenhalter? Was ist deine Rolle in diesem karmischen Schauspiel, das sich in deinem Wohnzimmer oder Garten abspielt? Die Antwort ist einfach und doch tiefgründig: Beobachte, lerne und verstehe.

Der Mäusefang deiner Katze kann dir wichtige Lektionen über das Leben und Karma beibringen. Die Maus repräsentiert vielleicht ein Problem oder eine Herausforderung in deinem Leben, etwas, das du lieber ignorieren oder vermeiden würdest. Doch deine Katze zeigt dir, dass es manchmal notwendig ist, sich direkt mit diesen Herausforderungen auseinanderzusetzen – schnell, entschlossen und ohne zu zögern. Das Karma verlangt von uns, dass wir uns unseren Ängsten stellen, sie überwinden und dadurch wachsen.

Gleichzeitig erinnert dich der Mäusefang daran, dass jedes Handeln Konsequenzen hat. Wenn deine Katze die Maus fängt und freilässt, zeigt sie dir, wie wichtig es ist, in deinem eigenen Leben Balance und Mitgefühl zu finden. Wenn sie die Maus frisst, wird dir bewusst, dass alles im Leben einen Preis hat – und dass du diesen Preis mit Bedacht wählen solltest.

Solltest du eingreifen? Eine ethische und spirituelle Frage

Ein häufiges Dilemma, das Katzenhalter plagt, ist die Frage: Sollte ich eingreifen und die Maus retten? Oder sollte ich meiner Katze erlauben, ihren natürlichen Instinkten zu folgen? Diese Frage ist nicht nur ethisch, sondern auch spirituell von Bedeutung.

Wenn du eingreifst, nimmst du aktiv Einfluss auf das Karma deiner Katze – und auch auf deins. Du entscheidest, ob du das karmische Spiel unterbrichst oder es zulässt, dass es sich entfaltet. Aber denke daran: Deine Katze ist eine Meisterin ihres Karmas. Sie weiß, was sie tut, und vielleicht ist deine Rolle in diesem Moment einfach die einer stillen Beobachterin, die Vertrauen in die Weisheit der Natur hat.

Falls du dich doch entscheidest, einzugreifen, könntest du es als einen Akt des Mitgefühls und der Gnade sehen – beides wichtige karmische Prinzipien. Doch sei dir bewusst, dass du damit auch die Verantwortung übernimmst, das Gleichgewicht wiederherzustellen. Vielleicht bedeutet das, deiner Katze eine Extrabelohnung zu geben oder ihr auf andere Weise zu zeigen, dass du ihre Instinkte und ihre Rolle im Universum respektierst.

Der Mäusefang und die spirituelle Ernährung

Ein weiterer interessanter Aspekt des Mäusefangs ist seine Verbindung zur spirituellen Ernährung. In vielen Kulturen und spirituellen Traditionen wird die Nahrung, die wir zu uns nehmen, als Energiequelle betrachtet, die nicht nur den Körper, sondern auch den Geist und die Seele nährt. Das gilt auch für Katzen.

Für deine Katze ist die Maus nicht nur eine Mahlzeit – sie ist eine Quelle von Lebensenergie, die in den Kreislauf des Lebens zurückgeführt wird. Es ist ein Akt der Transformation: Die Energie der Maus wird Teil deiner Katze, und in gewisser Weise auch Teil von dir, wenn du in der Nähe bist. In der Natur gibt es keine Verschwendung – alles wird genutzt, alles hat einen Zweck.

Wenn du deine Katze beim Fressen einer Maus beobachtest, siehst du diesen Prozess der Transformation und des Ausgleichs in seiner reinsten Form. Es ist ein spirituelles Ritual, das dir zeigt, wie wichtig es ist, achtsam und respektvoll mit der Nahrung umzugehen, die du zu dir nimmst – und wie du durch dein Essen Teil des großen kosmischen Kreislaufs wirst.

Die Verbindung zwischen Mäusefang und Katzenkarmapunkten

Du hast vielleicht schon einmal gehört, dass gute Taten positive Karmapunkte bringen. Doch was viele nicht wissen: Auch Katzen sammeln Karmapunkte – und der Mäusefang ist eine ihrer wichtigsten Aufgaben, um ihr karmisches Konto auszugleichen.

Jedes Mal, wenn deine Katze eine Maus fängt, sammelt sie Karmapunkte. Diese Punkte helfen ihr, sich im nächsten Leben eine bessere Position zu sichern – vielleicht als verwöhnte Hauskatze, vielleicht sogar als spiritueller Guru in einem Kloster. Aber Achtung: Karmapunkte können auch verloren gehen, wenn deine Katze die Maus einfach als Spielzeug missbraucht oder unnötiges Leid verursacht.

Hier kommst du ins Spiel. Du kannst deiner Katze helfen, ihre Karmapunkte zu maximieren, indem du sie ermutigst, ihre Beute mit Respekt zu behandeln. Vielleicht indem du eine kleine Dankeszeremonie abhältst, bevor du die Maus begräbst, oder indem du sicherstellst, dass deine Katze sich ihres karmischen Handelns bewusst ist. Natürlich auf eine Weise, die ihre weise Katzenseele versteht.

Der Mäusefang als Spiegel deiner inneren Welt

Schließlich ist der Mäusefang deiner Katze ein Spiegel für dein eigenes Leben. Vielleicht siehst du in der Maus etwas, das du in dir selbst bekämpfen musst – eine Angst, eine Unsicherheit, ein ungelöstes Problem. Die Art und Weise, wie deine Katze mit ihrer Beute umgeht, kann dir Hinweise darauf geben, wie du mit deinen eigenen „Mäusen" im Leben umgehen solltest.

Ist deine Katze spielerisch, aber entschlossen? Dann könnte das bedeuten, dass du mehr Leichtigkeit und Freude in den Umgang mit deinen Herausforderungen bringen solltest. Ist sie ruhig und methodisch? Dann vielleicht, dass du einen klaren Plan brauchst, um deine Probleme zu lösen. Ist sie impulsiv und leidenschaftlich? Dann könnte es sein, dass du mehr auf deine Intuition vertrauen solltest.

Schlussgedanke des Kapitels

Der Mäusefang ist mehr als nur ein alltäglicher Akt des Überlebens – es ist ein tiefes spirituelles Ritual, das dir und deiner Katze wertvolle Lektionen über Karma, Ausgleich und das Leben selbst beibringen kann. Das nächste Mal, wenn du deine Katze in Aktion siehst, nimm dir einen Moment Zeit, um die tiefere Bedeutung zu erkennen. Schau genau hin, und du wirst vielleicht feststellen, dass der Mäusefang dir mehr über dich selbst und deine Verbindung zum Universum verrät, als du je gedacht hättest.

Lass dich von der Weisheit deiner Katze leiten und entdecke, wie dieses scheinbar einfache Ritual dich auf deinem eigenen spirituellen Weg unterstützen kann. Denn am Ende des Tages sind wir alle Jäger – auf der Suche nach Balance, nach Erfüllung und nach dem nächsten Schritt auf unserem karmischen Pfad.

Miau und karmische Grüße!

Kapitel 4: Katzen-Yoga – Flexibilität für Körper und Seele

Yoga ist seit Jahrhunderten ein bewährter Weg zur Erleuchtung, zur körperlichen Gesundheit und zur geistigen Ausgeglichenheit. Aber bevor du dich auf die nächste Yoga-Matte stürzt und versuchst, deinen Körper in einen „herabschauenden Hund" zu verwandeln, solltest du vielleicht eine Minute innehalten und dir eine andere Inspirationsquelle ansehen: deine Katze. Denn während wir Menschen uns mit komplizierten Yogaposen abmühen, haben Katzen die wahre Kunst des Yoga längst gemeistert – ganz ohne Yogalehrer, teure Kurse oder fancy Leggings.

Die wahre Bedeutung von Katzen-Yoga

Wenn du jemals eine Katze beobachtet hast, wie sie sich langsam streckt, ihren Rücken durchbiegt oder ihre Pfoten in die Luft wirft, dann hast du bereits einen Einblick in das bekommen, was wahres Yoga bedeutet. Für Katzen ist Yoga nicht nur eine Übung, um fit zu bleiben – es ist ein Lebensstil, ein natürlicher Ausdruck ihres inneren Gleichgewichts und ihrer Verbindung zur spirituellen Welt.

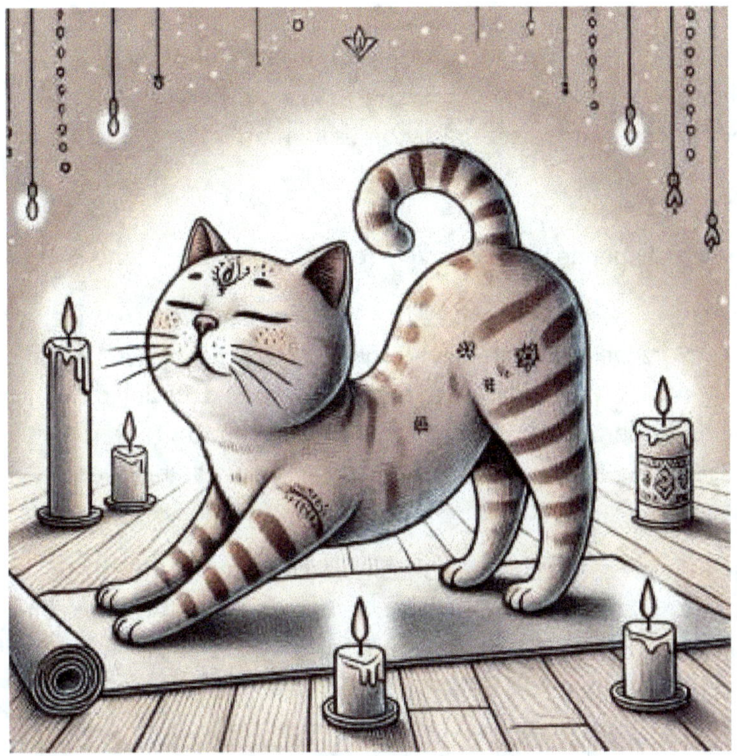

Katzen müssen keine komplizierten Posen einstudieren oder sich um die richtige Atmung sorgen. Sie sind intuitiv mit ihrem Körper und ihrer Seele verbunden. Jede Bewegung, jede Dehnung ist ein Teil eines größeren, harmonischen Ganzen. Und das Beste daran? Sie machen es mit einer solchen

Leichtigkeit und Anmut, dass es so aussieht, als ob sie einfach nur spielen – während sie in Wirklichkeit in einem Zustand tiefer Meditation sind.

Die klassische Katzen-Pose: Der Katzenbuckel

Beginnen wir mit einer der bekanntesten Posen, die Katzen dir zeigen können: dem „Katzenbuckel". Diese Pose, die deine Katze wahrscheinlich mehrmals täglich einnimmt, ist eine Meisterleistung der Flexibilität und Balance. Aber es ist mehr als nur eine körperliche Übung – es ist ein Ausdruck des inneren Wohlbefindens.

Wenn deine Katze ihren Rücken durchbiegt und sich zu einem perfekten Bogen formt, öffnet sie gleichzeitig ihr Herzchakra und erdet sich tief mit der Erde. Diese Pose hilft ihr, ihre Energie zu zentrieren und Spannungen loszulassen. Für Menschen ist der „Katzenbuckel" ein großartiger Weg, um die Wirbelsäule zu dehnen und den Geist zu beruhigen. Versuche, die sanfte, fließende Bewegung deiner Katze zu imitieren und spüre, wie dein eigener Körper in einen harmonischen Rhythmus kommt.

Der „herabschauende Löwe": Katzen-Yoga für Fortgeschrittene

Während der „herabschauende Hund" im menschlichen Yoga weit verbreitet ist, bevorzugen Katzen natürlich den „herabschauenden Löwen". Diese Pose ist eine kraftvolle Kombination aus Stärke und Flexibilität, bei der die Katze ihre Vorderpfoten weit nach vorne streckt und ihr Hinterteil in die Luft hebt. Es ist eine Pose, die nicht nur die Muskeln stärkt, sondern auch das Selbstbewusstsein fördert.

Wenn du diese Pose nachahmen möchtest, stelle sicher, dass du tief ein- und ausatmest, während du dich nach vorne beugst. Stell dir vor, wie du wie ein Löwe Kraft und Mut aus dem Boden ziehst und gleichzeitig deine Flexibilität und Anmut beibehältst. Dies ist nicht nur eine körperliche Übung, sondern auch eine Möglichkeit, deinen inneren Löwen zu wecken – die Kraft, die in jedem von uns schlummert.

Die Katzengruß-Routine: Ein Tag im Leben einer Zen-Katze

Ein weiteres Highlight im Katzen-Yoga ist der sogenannte „Katzengruß" – die morgendliche Routine, die jede Katze in den Tag bringt. Wenn deine Katze sich nach dem Aufwachen dehnt, streckt und gähnt, praktiziert sie ihren eigenen, perfekten Yoga-Flow. Dieser Katzengruß ist eine Abfolge von sanften, fließenden Bewegungen, die den Körper aufwecken und die Energie in Fluss bringen.

Menschen können viel von dieser Routine lernen. Beginne deinen Tag mit einer sanften Dehnung im Bett, gefolgt von einem langsamen Aufstehen, bei dem du deinen Körper achtest und jede Bewegung bewusst machst. Rolle dich aus dem Bett, strecke deine Arme über den Kopf und mache eine tiefe Verbeugung vor dem neuen Tag. Diese einfache Routine bringt nicht nur deinen Körper in Schwung, sondern öffnet auch deinen Geist für die Wunder, die der Tag bringen könnte.

Die meditative Liegenschaft: Entspannung auf höchstem Niveau

Katzen wissen, dass Yoga nicht nur aus Bewegung besteht – es geht auch darum, im richtigen Moment zur Ruhe zu kommen. Eine der häufigsten und dennoch unterschätzten Posen im Katzen-Yoga ist die „meditative Liegenschaft". Dabei handelt es sich um den Moment, wenn deine Katze sich zusammengerollt in ein Sonnenfleckchen legt und scheinbar in tiefem Frieden entschlummert.

Diese Pose ist die Essenz des Yoga: vollständige Entspannung und völliges Loslassen. Während wir Menschen oft Schwierigkeiten haben, unseren Geist zu beruhigen und einfach nur „zu sein", zeigen uns Katzen, wie einfach es sein kann. Nimm dir ein Beispiel an deiner Katze und gönn dir regelmäßig Pausen, in denen du einfach nur liegst, atmest und den Moment genießt. Diese Form der Meditation ist vielleicht das Einfachste, aber auch das Tiefgründigste, was du aus der Yoga-Praxis lernen kannst.

Katzen-Atemtechniken: Pranayama auf vier Pfoten

Ein weiterer wichtiger Aspekt des Yoga ist die Atmung – und auch hier können Katzen uns eine Menge beibringen. Während wir Menschen oft in flachen, unruhigen Atemmustern gefangen sind, atmen Katzen tief und gleichmäßig. Ihre Atmung ist der Schlüssel zu ihrer Ruhe und Gelassenheit.

Pranayama, die Kunst der Atemkontrolle, kann viel effektiver werden, wenn du dich von deiner Katze inspirieren lässt. Achte auf den Atemrhythmus deiner Katze: lang, ruhig und gleichmäßig. Setz dich in ihre Nähe, schließe die Augen und versuche, in ihrem Tempo zu atmen. Du wirst spüren, wie sich dein Körper entspannt und dein Geist klarer wird. Diese einfache Technik kann dir helfen, in stressigen Momenten Ruhe zu bewahren und deine Energie zu erneuern.

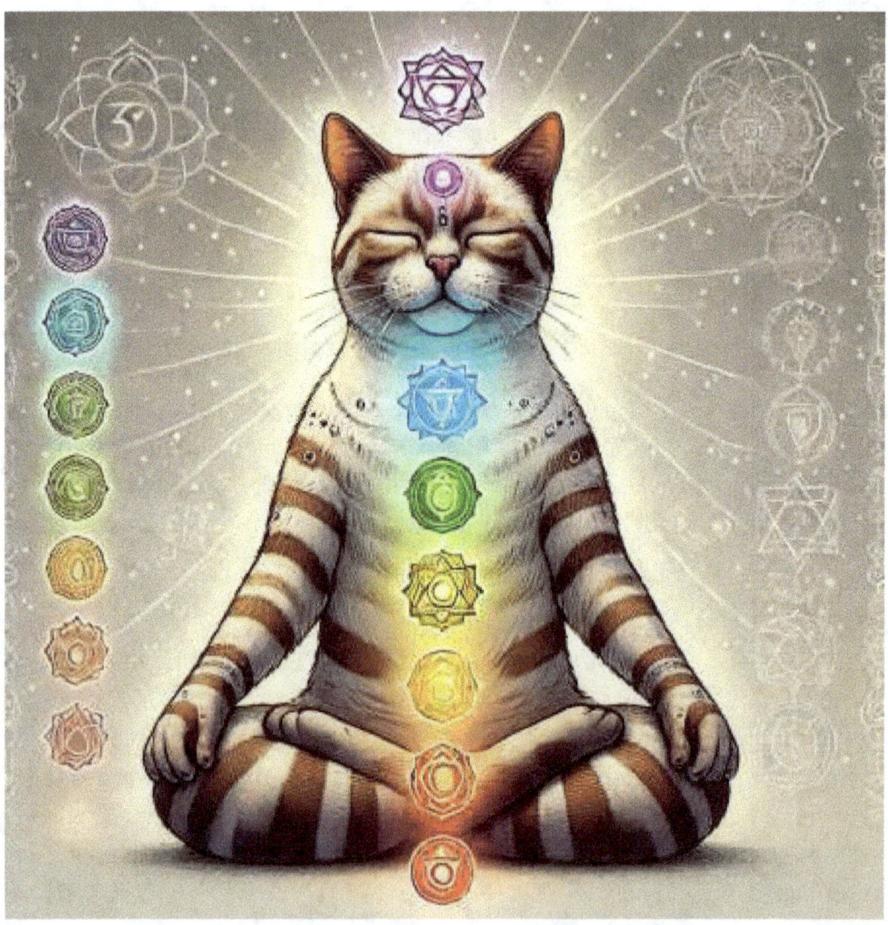

Yogische Weisheit: Was du von der Gelassenheit einer Katze lernen kannst

Katzen verkörpern die Essenz der Yogaphilosophie. Sie leben im Hier und Jetzt, ohne sich über die Vergangenheit zu sorgen oder die Zukunft zu fürchten. Sie sind Meister der Achtsamkeit und zeigen uns, wie man mit jedem Atemzug die Welt neu entdecken kann. Sie lehren uns, dass Yoga nicht nur eine körperliche Praxis ist, sondern eine Lebenseinstellung – eine Art, mit uns selbst und der Welt in Einklang zu kommen.

Wenn du deine Katze beobachtest, wie sie durch das Haus schleicht oder in völliger Gelassenheit auf dem Sofa liegt, erinnere dich daran: Auch du hast die Fähigkeit, diese Gelassenheit zu erreichen. Yoga bedeutet nicht, perfekte Posen zu beherrschen, sondern in Harmonie mit sich selbst und der Welt zu sein. Lerne von deiner Katze, wie du diese Harmonie in dein eigenes Leben integrieren kannst.

Der Katzen-Yoga-Weg zu Erleuchtung und Balance

Der Weg zur Erleuchtung muss nicht kompliziert sein. In der Tat zeigt uns deine Katze, dass er oft viel einfacher ist, als wir denken. Sie lebt Yoga jeden Tag, ohne Anstrengung, ohne Zwang. Jede Bewegung, jede Pause, jede Atemtechnik ist Teil eines größeren, harmonischen Ganzen.

Lass dich von der Leichtigkeit und Anmut deiner Katze inspirieren. Wenn du das nächste Mal auf die Yogamatte steigst oder einfach nur eine Pause machst, erinnere dich an die Weisheit deiner Katze: Es geht nicht um Perfektion, sondern um das Finden von Balance und Frieden in jedem Moment. Das ist die wahre Essenz von Yoga – und die größte Lektion, die uns unsere pelzigen Yogameister lehren können.

Schlussgedanke des Kapitels

Katzen-Yoga ist mehr als nur ein netter Gedanke – es ist eine Philosophie, die du in dein tägliches Leben integrieren kannst. Ob du nun die Bewegungen deiner Katze nachahmst oder einfach ihre Gelassenheit bewunderst, du wirst feststellen, dass sie dir viel über Flexibilität, Balance und innere Ruhe beibringen kann.

Nimm dir Zeit, um das Katzen-Yoga zu entdecken und lass dich von der natürlichen Anmut und dem tiefen Wissen deiner Katze leiten. Denn am Ende des Tages ist Yoga nicht nur etwas, das wir auf der Matte praktizieren – es ist eine Art, das Leben zu leben, im Einklang mit uns selbst und der Welt um uns herum.

Namaste und Miau!

Kapitel 5: Die Macht des Katzenblicks – Telepathie oder Hypnose?

Es ist kein Geheimnis, dass Katzen eine Art Magie besitzen. Jeder, der schon einmal von den großen, durchdringenden Augen einer Katze angeschaut wurde, weiß, dass dahinter mehr steckt als nur einfache Neugier. Dieser Blick, oft intensiv und scheinbar allwissend, kann einen zum Stillstand bringen, als ob die Katze in die Tiefen deiner Seele blickt und deine geheimsten Gedanken liest. Aber was, wenn ich dir sage, dass dieser Blick tatsächlich eine Form der Telepathie oder gar Hypnose ist? Willkommen in der mysteriösen Welt des Katzenblicks – wo Augen nicht nur Fenster zur Seele, sondern auch mächtige Werkzeuge der Kommunikation und Manipulation sind.

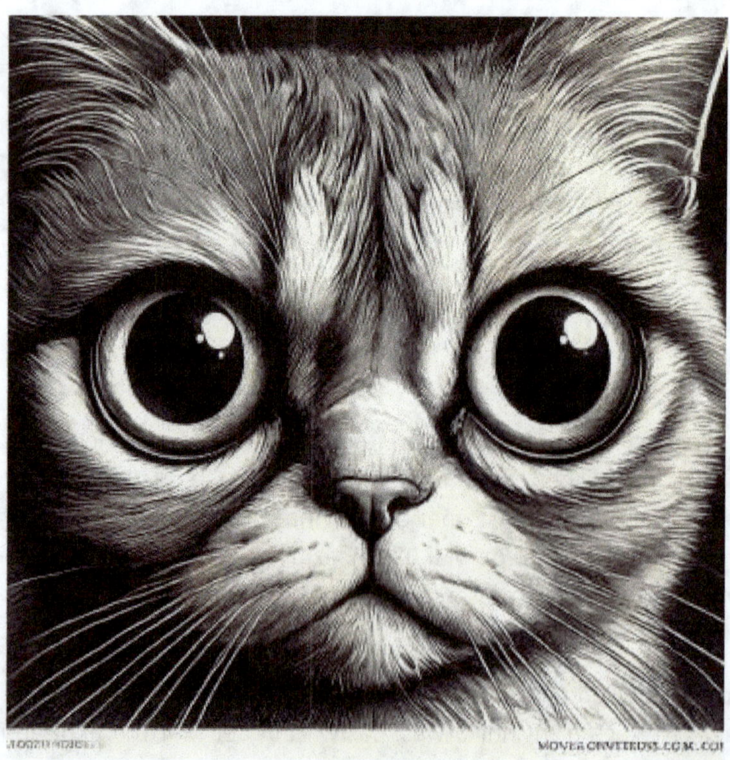

Der Ursprung des mystischen Katzenblicks

Katzenaugen sind nicht einfach nur schön – sie sind das Produkt von Millionen Jahren Evolution, verfeinert, um sowohl im Dunkeln als auch im Licht zu sehen und ihre Umgebung mit einer Klarheit wahrzunehmen, die uns Menschen oft entgeht. Aber diese Augen sind nicht nur dafür da, um Beute zu erspähen oder sich durch die Dunkelheit zu bewegen. Sie sind auch ein Mittel, um mit Kräften zu kommunizieren, die weit über das Sichtbare hinausgehen.

Wenn deine Katze dich fixiert, als ob sie in deinen Gedanken liest, könnte sie genau das tun. Der Katzenblick ist ein Werkzeug, das über die physischen Grenzen hinausgeht und in den Bereich des Übersinnlichen vordringt. Es wird gesagt, dass Katzen über eine Art „drittes Auge" verfügen, das ihnen ermöglicht, Telepathie und Hypnose anzuwenden – nicht nur auf andere Katzen, sondern auch auf uns Menschen.

Telepathie: Die stille Kommunikation zwischen Katze und Mensch

Hast du jemals bemerkt, dass deine Katze weiß, was du denkst, bevor du es überhaupt tust? Vielleicht sitzt du auf der Couch und überlegst, ob du in die Küche gehen sollst, und schon steht deine Katze auf, als ob sie genau weiß, dass es bald Futter geben könnte. Das ist kein Zufall. Katzen haben eine bemerkenswerte Fähigkeit, die Gedanken und Absichten ihrer Menschen zu erfassen, bevor sie überhaupt ausgesprochen werden.

Diese stille Kommunikation, die oft über den Blick erfolgt, ist eine Form der Telepathie. Deine Katze „hört" deine Gedanken, fühlt deine Absichten und reagiert darauf. Es ist, als ob zwischen euch beiden eine unsichtbare, mentale Verbindung besteht, die ständig Signale austauscht. Vielleicht hast du auch schon einmal erlebt, dass du plötzlich an deine Katze denkst und sie genau in diesem Moment in den Raum kommt. Zufall? Wahrscheinlich nicht.

Der hypnotische Katzenblick: Macht über den Verstand

Aber der Katzenblick kann noch mehr. Es gibt Momente, in denen dich deine Katze mit einem so intensiven Blick fixiert, dass du dich wie in einem Bann fühlst. Du kannst dich nicht abwenden, dein Herz schlägt schneller, und du bist plötzlich bereit, alles zu tun, was sie will. Das ist Hypnose in ihrer reinsten Form.

Der hypnotische Blick deiner Katze ist eine mächtige Waffe, die sie geschickt einzusetzen weiß. Ob sie dich dazu bringen möchte, ihr mehr Leckerlis zu geben, oder ob sie einfach sicherstellen will, dass du deinen Platz auf der Couch räumst – der Blick ist unwiderstehlich. Er durchdringt deine Abwehrmechanismen, dringt tief in dein Unterbewusstsein ein und pflanzt dort ihre Wünsche ein, bis du nicht anders kannst, als ihnen nachzugeben.

Wie du die Telepathie und Hypnose deiner Katze nutzen kannst

Jetzt, wo du weißt, wie mächtig der Blick deiner Katze ist, fragst du dich vielleicht: Kann ich diese Fähigkeit für mich nutzen? Die Antwort ist: Ja, mit ein wenig Übung und viel Respekt für die Fähigkeiten deiner Katze.

Um die telepathische Verbindung zu stärken, versuche, bewusst mit deiner Katze zu kommunizieren, ohne Worte zu benutzen. Setz dich in ihre Nähe, schließe die Augen und stelle dir vor, dass du deine Gedanken direkt in ihren Kopf sendest. Denke an etwas Einfaches, wie „Komm her" oder „Zeit für Futter", und beobachte, wie sie darauf reagiert. Es mag ein wenig Übung erfordern, aber mit der Zeit wirst du feststellen, dass deine Gedanken tatsächlich zu ihr durchdringen.

Was die Hypnose betrifft, kannst du versuchen, dich bewusst dem Blick deiner Katze auszusetzen, um zu sehen, wie tief er wirklich geht. Schau ihr direkt in die Augen und entspanne dich, während du ihren Blick hältst. Lass ihre Energie auf dich wirken und spüre, wie deine Gedanken sich verlangsamen und du dich in einem Zustand tiefer Entspannung wiederfindest. Vielleicht entdeckst du, dass du auf diesem Weg einen Zustand erreichst, den andere nur durch jahrelange Meditation erlangen.

Der Katzenblick als spirituelles Werkzeug

Der Blick deiner Katze ist nicht nur ein Mittel der Kommunikation, sondern auch ein Werkzeug zur spirituellen Entwicklung. Viele glauben, dass Katzen in der Lage sind, die Aura eines Menschen zu sehen und Energieblockaden zu erkennen. Wenn deine Katze dich lange und intensiv anschaut, könnte es sein, dass sie deine Energie analysiert und dir helfen will, dich zu heilen oder auszugleichen.

Du kannst den Katzenblick als eine Art spirituelles Feedback nutzen. Achte darauf, wie deine Katze auf dich reagiert, wenn du gestresst, traurig oder wütend bist. Oft wird sie dich mit einem besonders intensiven Blick fixieren, als ob sie versucht, deine negativen Energien zu neutralisieren. Lasse dich darauf ein und nimm die Hilfe deiner Katze an, um deine innere Balance wiederzufinden.

Der Katzenblick in der Geschichte und Mythologie

Schon in der Antike wurden Katzen verehrt und ihre Augen als Fenster zu einer anderen Welt angesehen. Die Ägypter glaubten, dass Katzen in der Lage seien, in die Unterwelt zu blicken und Botschaften von den Göttern zu empfangen. In vielen Kulturen wurden Katzen als Hüter der spirituellen Welt angesehen, die mit ihrem Blick das Böse vertreiben und die Reinheit der Seele schützen konnten.

Auch heute noch gibt es viele Mythen und Legenden, die sich um den Blick der Katze ranken. Einige sagen, dass eine Katze mit einem einzigen Blick eine Person verfluchen oder segnen kann. Andere glauben, dass der Blick einer Katze Türen zu anderen Dimensionen öffnen kann, durch die Geister oder Schutzengel eintreten. Egal, welche Geschichten du glaubst – eines ist sicher: Der Katzenblick ist mehr als nur ein Blick.

Wie du den Blick deiner Katze interpretieren kannst

Nun fragst du dich vielleicht: Wie interpretiere ich den Blick meiner Katze richtig? Hier sind ein paar Tipps:

1. **Der sanfte, liebevolle Blick:** Wenn deine Katze dich mit halbgeschlossenen Augen ansieht und dabei langsam blinzelt, ist das ein Zeichen tiefer Zuneigung. Sie sagt dir, dass sie dir vertraut und dich liebt. Erwidere diesen Blick, indem du langsam zurückblinzelst – es ist eine Form der nonverbalen Kommunikation, die eure Bindung stärkt.

2. **Der intensive, durchdringende Blick:** Dieser Blick kann sowohl telepathisch als auch hypnotisch sein. Achte auf die Situation – will deine Katze etwas von dir, oder versucht sie, dir eine Botschaft zu übermitteln? Vielleicht solltest du jetzt besonders aufmerksam sein.

3. **Der abwehrende oder wütende Blick:** Wenn deine Katze ihre Augen weit aufreißt und dich starr anschaut, während ihre Pupillen klein

werden, könnte das ein Zeichen von Ärger oder Unbehagen sein. Nimm ihre Gefühle ernst und versuche herauszufinden, was sie stört.

4. **Der „Ich weiß, was du denkst"-Blick:** Manchmal scheint es, als ob deine Katze genau weiß, was in deinem Kopf vorgeht. Dieser Blick zeigt dir, dass die telepathische Verbindung stark ist – vielleicht stärker, als du es dir vorstellen kannst.

Schlussgedanke des Kapitels

Der Blick deiner Katze ist mehr als nur ein hübsches Gesicht mit großen Augen – es ist ein mächtiges Werkzeug der Kommunikation, Heilung und spirituellen Entwicklung. Lerne, diesen Blick zu schätzen und die subtile Macht dahinter zu erkennen. Indem du dich auf die telepathische und hypnotische Verbindung zu deiner Katze einlässt, kannst du nicht nur eure Beziehung vertiefen, sondern auch eine neue Ebene des Verständnisses und der Zusammenarbeit erreichen.

Also, das nächste Mal, wenn dich deine Katze ansieht, schau genau hin – und sei bereit, auf eine spirituelle Reise zu gehen, die dich vielleicht tiefer führt, als du jemals gedacht hättest.

Miau und telepathische Grüße!

Kapitel 6: Der heilige Napf – Rituale und die Kunst des richtigen Fütterns

Füttern ist nicht einfach nur Füttern – zumindest nicht, wenn es um Katzen geht. Während wir Menschen unsere Mahlzeiten oft in Eile zu uns nehmen und dabei manchmal sogar das Essen mit unserem Smartphone teilen, hat deine Katze ein tieferes Verständnis für die Bedeutung von Nahrung. Ihr Napf ist nicht nur eine Schüssel, sondern ein heiliger Altar, der tägliche Rituale und Respekt verdient. In diesem Kapitel erfährst du, wie du die Kunst des Fütterns in eine spirituelle Praxis verwandelst, die sowohl dir als auch deiner Katze innere Erfüllung bringt.

Die Bedeutung des Napfes: Mehr als nur eine Schüssel

Für deine Katze ist der Napf viel mehr als nur ein Behälter für Futter. Er ist ein Ort der Einkehr, ein Symbol für das tägliche Ritual der Nahrungsaufnahme, das im Einklang mit den kosmischen Energien steht. Jedes Mal, wenn du den Napf füllst, beginnst du ein neues Ritual, bei dem du deine Dankbarkeit für die Nahrung ausdrückst und gleichzeitig sicherstellst, dass die Energien im Raum harmonisch bleiben.

Der Napf sollte immer sauber und respektvoll behandelt werden. Ein schmutziger Napf sendet negative Energien aus und kann das spirituelle Gleichgewicht deiner Katze stören. Denke daran, den Napf regelmäßig zu reinigen und mit frischer, energetisch aufgeladener Nahrung zu füllen – das ist der Schlüssel zu einer glücklichen, gesunden und spirituell ausgeglichenen Katze.

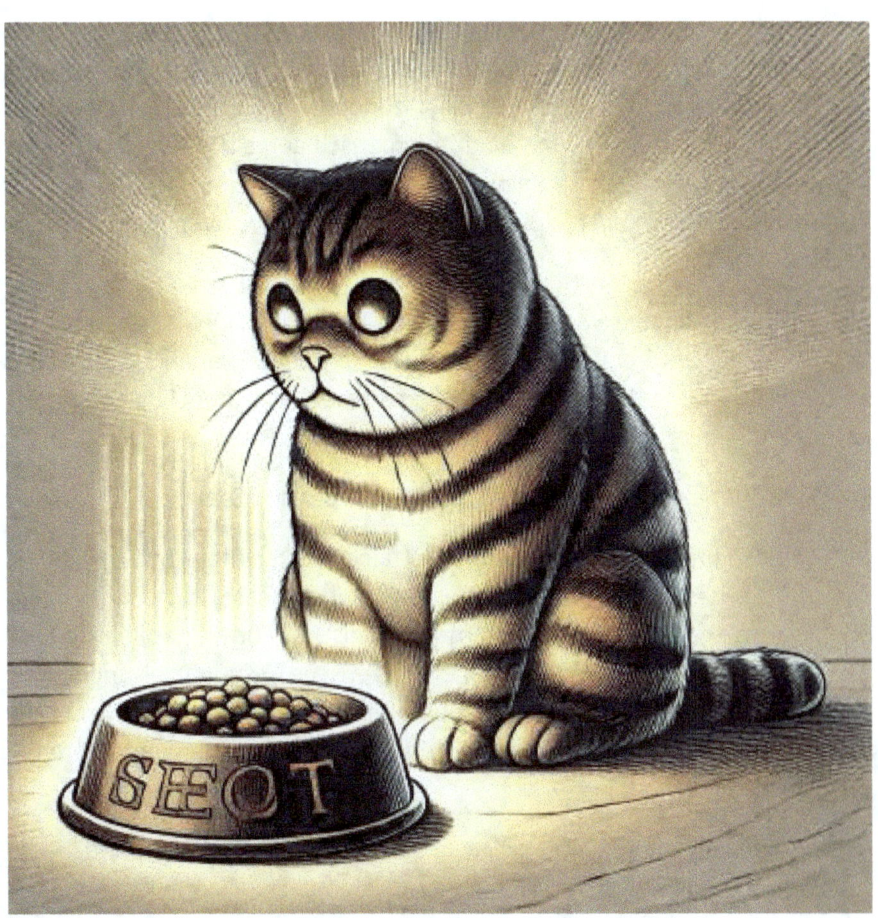

Das Füttern als heiliges Ritual

Füttern ist ein heiliger Akt, der nicht nur den Körper deiner Katze nährt, sondern auch ihre Seele. Nimm dir Zeit, um dieses Ritual zu ehren. Beginne mit einem Moment der Stille, in dem du die Energie des Futters und des Napfes aufeinander abstimmst. Sprich ein kleines Dankgebet oder eine Affirmation, bevor du das Futter in den Napf gibst. Diese positive Energie wird auf das Futter übertragen und gelangt direkt in das Energiesystem deiner Katze.

Achte darauf, dass du mit Achtsamkeit und Liebe fütterst. Beobachte, wie deine Katze isst, und genieße diesen Moment des gemeinsamen Seins. Es ist nicht nur eine Mahlzeit – es ist ein Austausch von Energie, der eure Bindung stärkt und das spirituelle Band zwischen euch vertieft.

Energetische Reinigung des Napfes: Ein spirituelles Muss

Die energetische Reinigung des Napfes ist ebenso wichtig wie das physische Reinigen. Du kannst dies auf verschiedene Weise tun: durch das Aussprechen von positiven Affirmationen, das Anzünden von Räucherstäbchen oder das Abwischen des Napfes mit einer energetisch aufgeladenen Lösung, wie z.B. mit Mondwasser. Diese Reinigung hilft, negative Schwingungen zu entfernen und sicherzustellen, dass das Futter stets von positiver Energie durchdrungen ist.

Überlege dir auch, den Napf an bestimmten Tagen des Monats besonders zu segnen – vielleicht bei Vollmond, wenn die spirituelle Energie am stärksten ist. Dies verstärkt die Verbindung zwischen deiner Katze, dem Futter und den kosmischen Energien.

Die Wahl des richtigen Futters: Nahrung für Körper und Seele

Nicht jedes Futter ist gleich – zumindest nicht aus spiritueller Sicht. Achte darauf, dass das Futter, das du deiner Katze gibst, qualitativ hochwertig ist und positive Energien enthält. Frisches, biologisches Futter, das liebevoll zubereitet wurde, hat eine viel höhere energetische Frequenz als industriell hergestelltes Futter. Wenn möglich, bereite das Futter selbst zu, damit du sicher sein kannst, dass es mit den besten Absichten und Energien zubereitet wurde.

Die Nahrung, die du deiner Katze gibst, sollte nicht nur ihren Körper nähren, sondern auch ihre spirituelle Entwicklung fördern. Einige Katzenhalter schwören auf spezielle Kräuter oder Zusätze, die helfen, die Chakren der Katze zu öffnen und ihre spirituellen Fähigkeiten zu stärken. Experimentiere und finde heraus, was für deine Katze am besten funktioniert – und vergiss nicht, auf ihre Reaktionen zu achten.

Das gemeinsame Mahl: Eine Chance zur Verbindung

Nutze die Mahlzeiten, um deine Verbindung zu deiner Katze zu stärken. Setze dich in ihre Nähe, während sie isst, und sei präsent im Moment. Sprich leise mit ihr oder genieße einfach die Stille und das Geräusch ihres zufriedenen Kauens. Dies ist nicht nur eine Zeit des Essens, sondern auch eine Gelegenheit, eure Energien aufeinander abzustimmen und in Harmonie zu kommen.

Das gemeinsame Mahl ist ein Ausdruck eurer gegenseitigen Liebe und Wertschätzung. Indem du das Füttern als spirituelles Ritual zelebrierst, zeigst du deiner Katze, dass sie ein wichtiger Teil deines Lebens und deiner spirituellen Reise ist.

Schlussgedanke des Kapitels

Das Füttern deiner Katze ist eine der einfachsten, aber auch tiefgründigsten Möglichkeiten, eure spirituelle Verbindung zu vertiefen. Indem du den Napf als heiligen Altar behandelst und das Füttern in ein bewusstes Ritual verwandelst, nährst du nicht nur den Körper deiner Katze, sondern auch ihre Seele – und deine eigene. Denke daran: Jede Mahlzeit ist eine Gelegenheit, Dankbarkeit auszudrücken, positive Energie zu verbreiten und die spirituelle Balance in deinem Zuhause aufrechtzuerhalten.

Namaste und guten Appetit!

Kapitel 7: Die Katze als spiritueller Lehrer – Was du von deinem Haustier lernen kannst

Katzen sind nicht einfach nur Haustiere – sie sind weise Lehrer, die uns wichtige Lektionen über das Leben, die Liebe und das Universum beibringen können. In diesem Kapitel erfährst du, wie deine Katze dich auf deinem spirituellen Weg begleiten und dich zu einem besseren, ausgeglicheneren Menschen machen kann. Denn die größte Weisheit liegt oft in den einfachsten, scheinbar unscheinbarsten Dingen – wie dem Schnurren einer Katze oder dem sanften Tritt ihrer Pfoten.

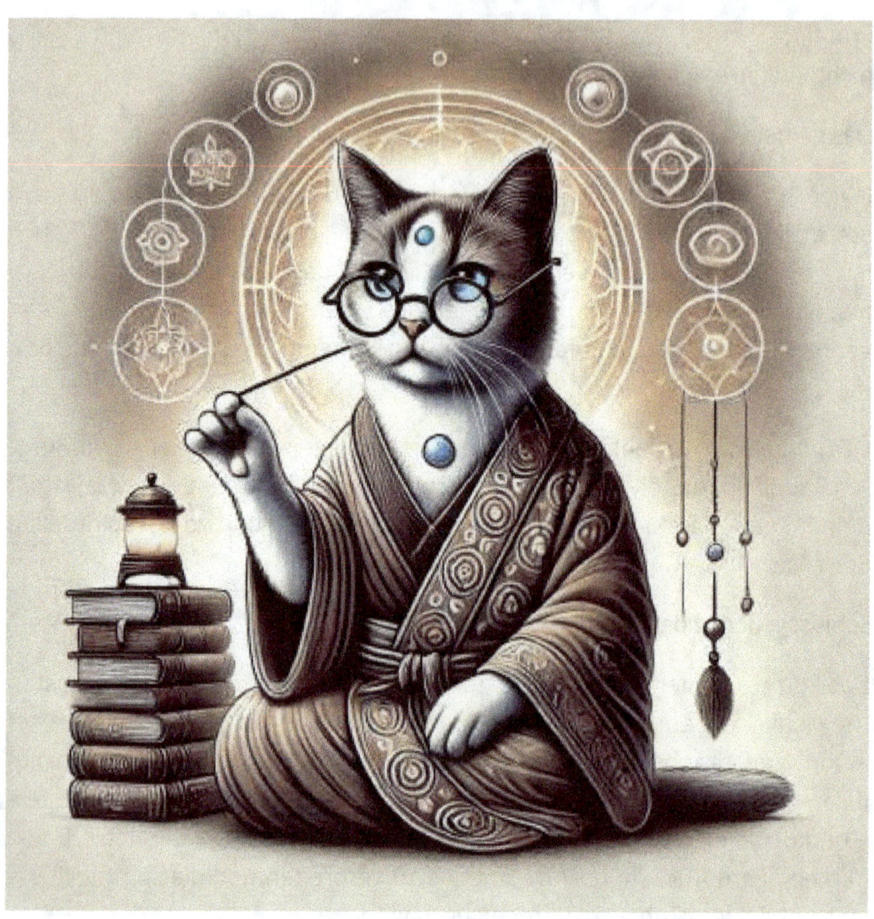

Die Kunst der Achtsamkeit: Leben im Moment

Katzen sind Meister der Achtsamkeit. Sie leben vollständig im Hier und Jetzt, ohne sich über die Vergangenheit zu sorgen oder sich über die Zukunft Gedanken zu machen. Wenn deine Katze in der Sonne liegt oder eine Fliege beobachtet, ist sie ganz bei der Sache – ohne Ablenkung, ohne Sorgen. Diese Fähigkeit, den Moment voll und ganz zu genießen, ist etwas, das wir Menschen uns von unseren Katzen abschauen sollten.

Lerne von deiner Katze, wie du achtsamer leben kannst. Nimm dir jeden Tag ein paar Minuten Zeit, um einfach nur zu sein – ohne etwas zu tun, ohne etwas zu erreichen. Schau deiner Katze zu, wie sie die Welt um sich herum wahrnimmt, und versuche, dich auf dieselbe Weise zu fokussieren. Achtsamkeit ist der Schlüssel zu einem ruhigen Geist und einem ausgeglichenen Leben.

Katzenguru: Weisheit auf vier Pfoten!

Gelassenheit und Loslassen: Die wahre Kunst des Lebens

Katzen haben eine bemerkenswerte Fähigkeit, sich nicht von den kleinen Widrigkeiten des Lebens aus der Ruhe bringen zu lassen. Sie wissen, wann es Zeit ist, loszulassen, und wann es Zeit ist, zu handeln. Diese Gelassenheit ist eine der größten Lektionen, die uns Katzen beibringen können.

Wenn du das nächste Mal gestresst oder überfordert bist, schau dir an, wie deine Katze mit Stress umgeht. Sie legt sich einfach hin, schnurrt vielleicht ein wenig und lässt die Welt für eine Weile Welt sein. Nimm dir ein Beispiel daran und erinnere dich daran, dass du nicht alles kontrollieren musst. Manchmal ist das Beste, was du tun kannst, loszulassen und zu vertrauen, dass sich alles von selbst regeln wird.

Selbstgenügsamkeit und Unabhängigkeit: Die Kraft, allein zu sein

Katzen sind von Natur aus unabhängige Wesen. Sie sind gerne allein, genießen aber auch die Gesellschaft ihrer Menschen, wenn sie es wollen. Diese Selbstgenügsamkeit und Unabhängigkeit sind Eigenschaften, die wir uns zu Herzen nehmen sollten.

Lerne, mit dir selbst zufrieden zu sein, so wie es deine Katze ist. Genieße deine eigene Gesellschaft und finde Frieden in der Stille. Du musst nicht ständig beschäftigt sein oder von anderen Menschen abhängig sein, um glücklich zu sein. Wie deine Katze kannst auch du lernen, deine eigene innere Stärke und Unabhängigkeit zu kultivieren.

Liebe und Zuneigung: Bedingungslos und ehrlich

Katzen zeigen ihre Liebe auf eine sehr ehrliche und direkte Weise. Sie schmiegen sich an dich, wenn sie Zuneigung wollen, und ziehen sich zurück, wenn sie ihre Ruhe brauchen. Diese bedingungslose Liebe und Zuneigung, gepaart mit der Fähigkeit, klar Grenzen zu setzen, ist eine wertvolle Lektion für uns Menschen.

Lerne von deiner Katze, wie du Liebe und Zuneigung auf eine ehrliche und authentische Weise zeigen kannst. Sei präsent für die Menschen, die dir wichtig sind, und nimm dir gleichzeitig die Freiheit, dich zurückzuziehen, wenn du es brauchst. Deine Beziehungen werden dadurch tiefgründiger und erfüllender werden.

Geduld und Timing: Die Kunst des richtigen Augenblicks

Katzen sind geduldig und warten auf den perfekten Moment, um zu handeln. Ob es darum geht, eine Maus zu fangen oder einfach nur eine Streicheleinheit zu bekommen – sie wissen genau, wann der richtige Zeitpunkt gekommen ist. Diese Geduld und das Gespür für das richtige Timing sind Fähigkeiten, die wir uns von unseren Katzen abschauen können.

Wenn du das nächste Mal ungeduldig bist oder das Gefühl hast, dass du etwas erzwingen musst, erinnere dich an deine Katze. Lerne, den Moment abzuwarten und auf dein Bauchgefühl zu hören. Manchmal ist es besser, einen Schritt zurückzutreten und darauf zu vertrauen, dass der richtige Augenblick kommen wird – genau wie es deine Katze tut.

Die Kraft des Schnurrens: Heilung und Trost

Das Schnurren deiner Katze ist nicht nur ein Zeichen von Zufriedenheit, sondern auch eine Quelle der Heilung und des Trostes – für dich und für sie selbst. Es ist eine einfache, aber mächtige Form der Energiearbeit, die uns zeigt, wie wir durch unsere eigene innere Ruhe und Gelassenheit Heilung erfahren können.

Lass dich von deiner Katze inspirieren, wenn es darum geht, Frieden in dir selbst zu finden und diese Ruhe nach außen zu tragen. Nimm dir Zeit, um dich zu entspannen, zu schnurren (wenn auch nur metaphorisch) und die heilende Energie in deinem Leben fließen zu lassen. Deine Katze weiß, wie es geht – und du kannst es auch lernen.

Schlussgedanke des Kapitels

Deine Katze ist mehr als nur ein pelziger Begleiter – sie ist ein spiritueller Lehrer, der dich auf deinem Weg zur Selbsterkenntnis und inneren Balance begleiten kann. Lerne von ihr, sei achtsam, geduldig und liebevoll. Nimm die Lektionen, die sie dir jeden Tag zeigt, mit offenen Armen an, und du wirst feststellen, dass du nicht nur ein besserer Katzenhalter wirst, sondern auch ein glücklicherer und ausgeglichenerer Mensch.

Miau und spirituelle Grüße!

Zwischenepilog: Eine Welt voll erleuchteter Katzen (und Besitzer)

Wenn du diese Reise mit deiner Katze bis zum Ende durchgestanden hast, bist du auf dem besten Weg, nicht nur ein spiritueller Katzenhalter, sondern auch ein gelassenerer, weiserer Mensch zu werden. Vergiss nicht: Deine Katze wird weiterhin ihre eigene, geheimnisvolle spirituelle Praxis pflegen – und vielleicht lässt sie dich eines Tages in ihre geheimsten Mysterien einweihen. Bis dahin: Bleib entspannt, genieße das Schnurren und erinnere dich daran, dass jede Katze bereits erleuchtet ist – sie wartet nur darauf, dass du es auch wirst.

Miau und Namaste!

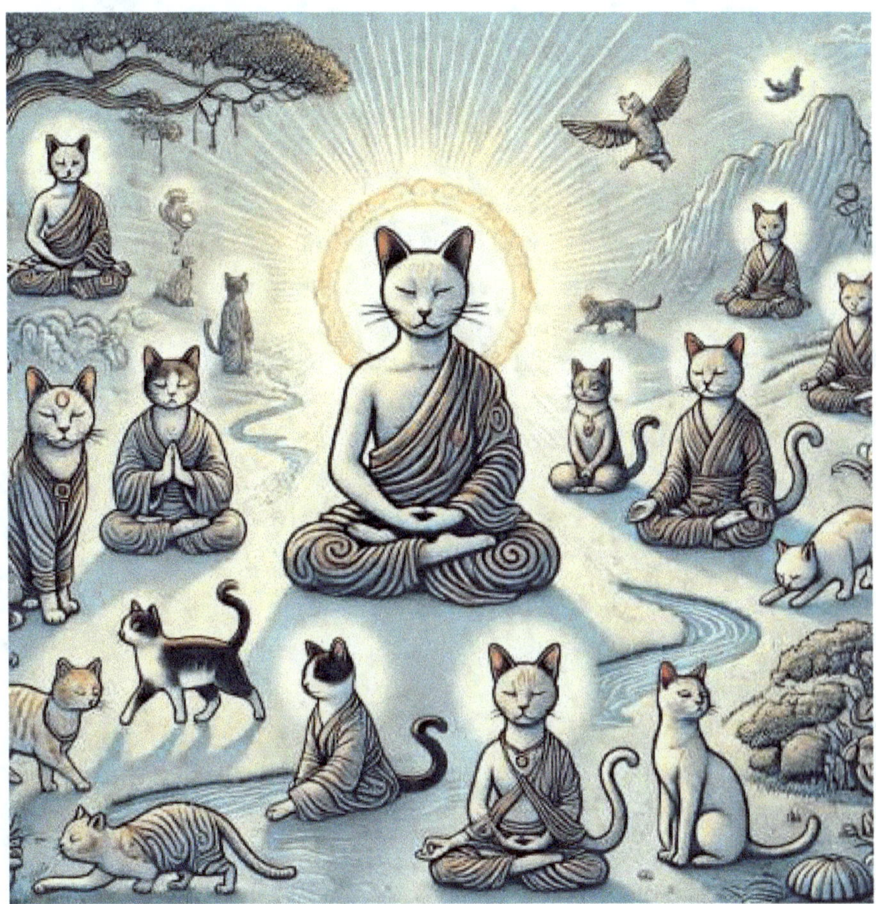

Kapitel 8: Der magische Kratzbaum – Energiearbeit auf vier Pfoten

Wenn du denkst, dass der Kratzbaum nur ein Möbelstück ist, an dem deine Katze ihre Krallen schärft, dann unterschätzt du die tiefere Bedeutung dieses scheinbar simplen Objekts. Der Kratzbaum ist in Wirklichkeit ein magisches Zentrum, ein spiritueller Tempel für deine Katze, an dem sie Energiearbeit betreibt, ihre Chakren ausbalanciert und sich mit der Erde verbindet. In diesem Kapitel tauchen wir tief in die mystische Welt des Kratzbaums ein und lernen, wie du dieses kraftvolle Werkzeug in der spirituellen Praxis deiner Katze nutzen kannst.

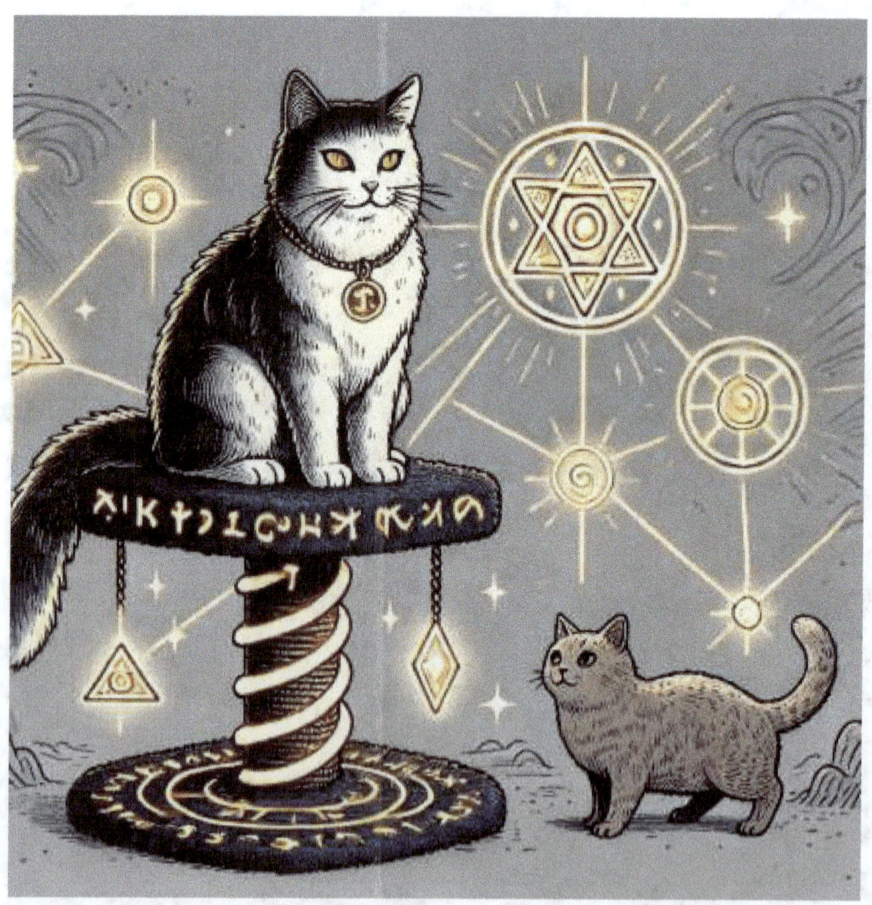

Der Kratzbaum als energetisches Zentrum

Katzen haben eine tiefe Verbindung zur Erde und den Energien, die in ihr fließen. Der Kratzbaum, besonders, wenn er aus natürlichen Materialien wie Holz oder Sisal besteht, ist für deine Katze mehr als nur ein Ort zum Klettern und Krallenwetzen. Er ist ein energetischer Anker, der deiner Katze hilft, überschüssige Energie abzuleiten und sich mit der Erde zu erden.

Wenn deine Katze an ihrem Kratzbaum kratzt, geschieht mehr, als du vielleicht denkst. Mit jedem Krallenhieb löst sie energetische Blockaden und bringt ihre innere Balance wieder ins Gleichgewicht. Der Kratzbaum wird so zu einem spirituellen Werkzeug, das deiner Katze hilft, sich von negativen Energien zu befreien und ihre Chakren zu reinigen.

Die Wahl des richtigen Kratzbaums: Ein spiritueller Leitfaden

Bei der Auswahl des Kratzbaums solltest du darauf achten, dass er nicht nur funktional, sondern auch energetisch förderlich ist. Kratzbäume aus natürlichen Materialien wie Holz, Sisal oder Jute sind ideal, da sie die Energien der Natur in sich tragen und deiner Katze helfen, sich besser zu erden. Vermeide synthetische Materialien, die negative Energien anziehen und speichern können.

Achte darauf, dass der Kratzbaum stabil und sicher ist – nicht nur physisch, sondern auch energetisch. Ein wackeliger Kratzbaum kann deiner Katze das Gefühl von Unsicherheit geben und ihre Chakren aus dem Gleichgewicht bringen. Idealerweise sollte der Kratzbaum an einem Ort stehen, an dem deine Katze sich sicher und geborgen fühlt – vielleicht in der Nähe eines Fensters, wo sie die Energien der Sonne und des Mondes aufnehmen kann.

Die energetische Reinigung des Kratzbaums

Wie jeder spirituelle Ort muss auch der Kratzbaum regelmäßig energetisch gereinigt werden, um negative Schwingungen zu entfernen und die positiven Energien zu verstärken. Du kannst dies tun, indem du den Kratzbaum mit einer energetisch aufgeladenen Lösung abwischst oder Räucherstäbchen in der Nähe anzündest. Mondwasser ist besonders effektiv, da es die reinigende und heilende Energie des Mondes in sich trägt.

Eine weitere Methode zur Reinigung des Kratzbaums ist das Sprechen von positiven Affirmationen oder das Abhalten einer kleinen Segnungszeremonie. Bedanke dich bei dem Kratzbaum dafür, dass er deiner Katze dient und ihre Energien unterstützt, und bitte um Schutz und Heilung für deine Katze.

Die spirituelle Nutzung des Kratzbaums

Der Kratzbaum ist nicht nur ein Ort der körperlichen Aktivität, sondern auch ein Ort der spirituellen Praxis. Du kannst deine Katze dabei unterstützen, indem du kleine Rituale durchführst, wenn sie den Kratzbaum benutzt. Vielleicht möchtest du eine Kerze anzünden oder sanfte Musik spielen, während deine Katze ihre Energiearbeit verrichtet. Achte darauf, dass die Atmosphäre ruhig und friedlich ist, damit sich deine Katze voll und ganz auf ihre spirituelle Praxis konzentrieren kann.

Du kannst den Kratzbaum auch mit Kristallen oder anderen spirituellen Gegenständen schmücken, die die Energie verstärken und deiner Katze helfen, sich noch tiefer mit ihrer inneren Weisheit zu verbinden. Kristalle wie Amethyst, Rosenquarz oder Bergkristall sind ideal, um die Energie des Kratzbaums zu heben und eine harmonische Atmosphäre zu schaffen.

Schlussgedanke des Kapitels

Der Kratzbaum ist viel mehr als nur ein Möbelstück — er ist ein heiliger Ort, an dem deine Katze ihre spirituelle Praxis vertieft und ihre Energie in Balance bringt. Indem du den Kratzbaum als das wertvolle spirituelle Werkzeug anerkennst, das er ist, kannst du deiner Katze helfen, ihre Verbindung zur Erde und zu ihrer eigenen inneren Weisheit zu stärken. Denke daran: Ein Kratzbaum, der mit Liebe und Achtsamkeit behandelt wird, kann zu einem kraftvollen Zentrum der Heilung und des Wachstums für deine Katze werden.

Namaste und viel Freude beim Kratzen!

Kapitel 9: Die nächtlichen Wanderungen – Katzen auf ihrer spirituellen Reise

Während wir Menschen nachts schlafen, werden Katzen oft aktiv – und zwar nicht nur, um Mäuse zu jagen oder durch die Wohnung zu streifen. Es gibt eine tiefergehende, spirituelle Dimension ihrer nächtlichen Aktivitäten, die weit über das hinausgeht, was wir mit bloßem Auge sehen können. In diesem Kapitel erkunden wir die mysteriösen nächtlichen Wanderungen deiner Katze und ihre mögliche Verbindung zur spirituellen Welt.

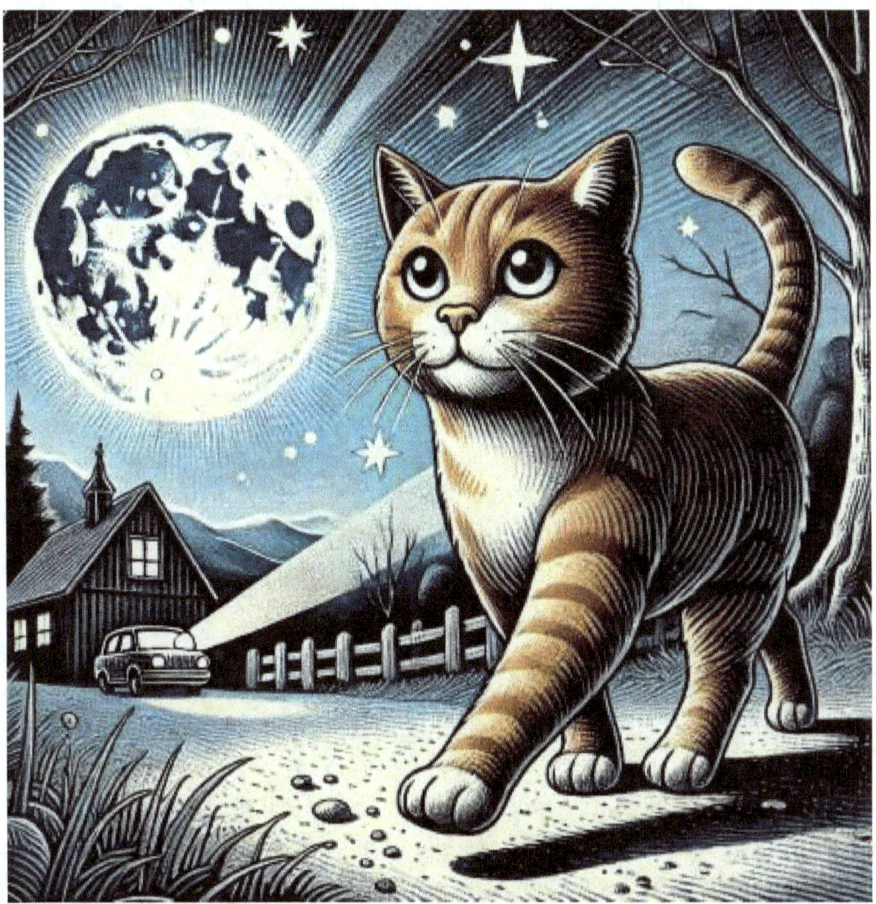

Die nächtliche Aktivität als spirituelle Praxis

Katzen sind von Natur aus dämmerungsaktiv, was bedeutet, dass sie in der Dämmerung und nachts am aktivsten sind. Doch diese nächtliche Aktivität hat mehr zu bieten als nur den natürlichen Jagdtrieb. Viele glauben, dass Katzen nachts auf spirituellen Reisen sind, bei denen sie die Energien ihres Zuhauses schützen, sich mit höheren Dimensionen verbinden und vielleicht sogar mit Geistern oder Schutzengeln kommunizieren.

Wenn du jemals beobachtet hast, wie deine Katze mitten in der Nacht durch das Haus streift, scheinbar unsichtbaren Dingen nachspürt oder sich plötzlich ruhig und konzentriert verhält, könnte das ein Zeichen dafür sein, dass sie auf einer spirituellen Mission ist. Vielleicht erkundet sie energetische Räume, beschützt dein Zuhause vor negativen Einflüssen oder führt Gespräche mit Wesen, die jenseits unserer Wahrnehmung existieren.

Das nächtliche Ritual: Ein Tor zur spirituellen Welt

Katzen sind extrem sensibel für die Energien um sie herum, und nachts, wenn die Welt stiller und die Schleier zwischen den Dimensionen dünner sind, nutzen sie diese Gelegenheit, um ihre spirituelle Praxis zu vertiefen. Du kannst deine Katze auf dieser nächtlichen Reise begleiten, indem du ein Ritual durchführst, das den Übergang von Tag zu Nacht markiert.

Schaffe eine ruhige, friedliche Atmosphäre in deinem Zuhause, bevor du schlafen gehst. Zünde Kerzen an, spiele sanfte Musik oder nutze Räucherwerk, um die Energien zu reinigen und zu harmonisieren. Vielleicht möchtest du auch eine kleine Meditation durchführen, bei der du deine Katze einlädst, sich zu dir zu setzen. Dies kann euch beiden helfen, die Energien des Tages loszulassen und euch auf die nächtlichen Abenteuer vorzubereiten.

Die Bedeutung der nächtlichen Wanderungen

Es wird oft gesagt, dass Katzen in der Lage sind, Dinge zu sehen und zu spüren, die uns Menschen verborgen bleiben. Wenn deine Katze nachts scheinbar ziellos durch das Haus wandert, könnte sie in Wirklichkeit energetische Ankerpunkte setzen oder Schwachstellen im energetischen Feld deines Zuhauses ausgleichen. Diese nächtlichen Wanderungen sind also mehr als nur ein Zeitvertreib – sie sind ein wichtiger Teil der energetischen Arbeit, die deine Katze für dein Zuhause leistet.

Du kannst dies unterstützen, indem du deine Katze nachts frei umherstreifen lässt und ihr Zugang zu allen Bereichen deines Zuhauses gewährst. Achte darauf, dass alle Türen offen sind, damit sie ihre spirituelle Arbeit ungestört durchführen kann. Vielleicht möchtest du auch spezielle Orte in deinem Haus energetisch stärken, um deiner Katze bei ihrer nächtlichen Mission zu helfen – zum Beispiel durch das Platzieren von Kristallen oder Schutzsymbolen.

Die nächtlichen Begegnungen: Geister, Schutzengel und andere Wesen

Viele glauben, dass Katzen die Fähigkeit haben, mit Geistern, Schutzengeln oder anderen spirituellen Wesen in Kontakt zu treten. Es gibt zahlreiche Berichte von Menschen, die beobachtet haben, wie ihre Katze scheinbar mit unsichtbaren Gefährten interagiert – sei es durch Blickkontakt, Maunzen oder das Verfolgen von etwas, das für menschliche Augen unsichtbar ist.

Wenn du bemerkst, dass deine Katze nachts ungewöhnliches Verhalten zeigt, könnte das ein Zeichen dafür sein, dass sie in Kontakt mit der spirituellen Welt steht. Sei offen für die Möglichkeit, dass deine Katze eine wichtige Rolle als Vermittler zwischen den Welten spielt. Du kannst ihr dabei helfen, indem du Schutzrituale durchführst oder sie mit energetisch reinigenden Kristallen wie Amethyst oder Bergkristall unterstützt.

Schlussgedanke des Kapitels

Die nächtlichen Wanderungen deiner Katze sind mehr als nur ein Ausdruck ihrer natürlichen Instinkte – sie sind Teil einer tieferen, spirituellen Reise, die weit über das hinausgeht, was wir mit bloßem Auge sehen können. Indem du deine Katze auf dieser Reise unterstützt und ihre nächtlichen Aktivitäten als Teil ihrer spirituellen Praxis anerkennst, kannst du eure Verbindung vertiefen und gemeinsam die Geheimnisse der Nacht erkunden. Wer weiß, welche Botschaften und Energien deine Katze in den stillen Stunden der Dunkelheit für dich bereithält?

Miau und süße Träume!

Kapitel 10: Katzen und Feng-Shui – Die Kunst der harmonischen Raumgestaltung

Feng-Shui, die alte chinesische Kunst der harmonischen Raumgestaltung, basiert auf der Idee, dass die Energie, das „Qi", in unserem Umfeld fließt und unser Wohlbefinden beeinflusst. Katzen, mit ihrer natürlichen Fähigkeit, Energien zu spüren und zu lenken, sind von Natur aus Feng-Shui-Meister. In diesem Kapitel erfährst du, wie du die Bewegungen und Vorlieben deiner Katze nutzen kannst, um dein Zuhause nach den Prinzipien des Feng-Shui zu gestalten und so eine Oase der Harmonie und des Wohlbefindens zu schaffen.

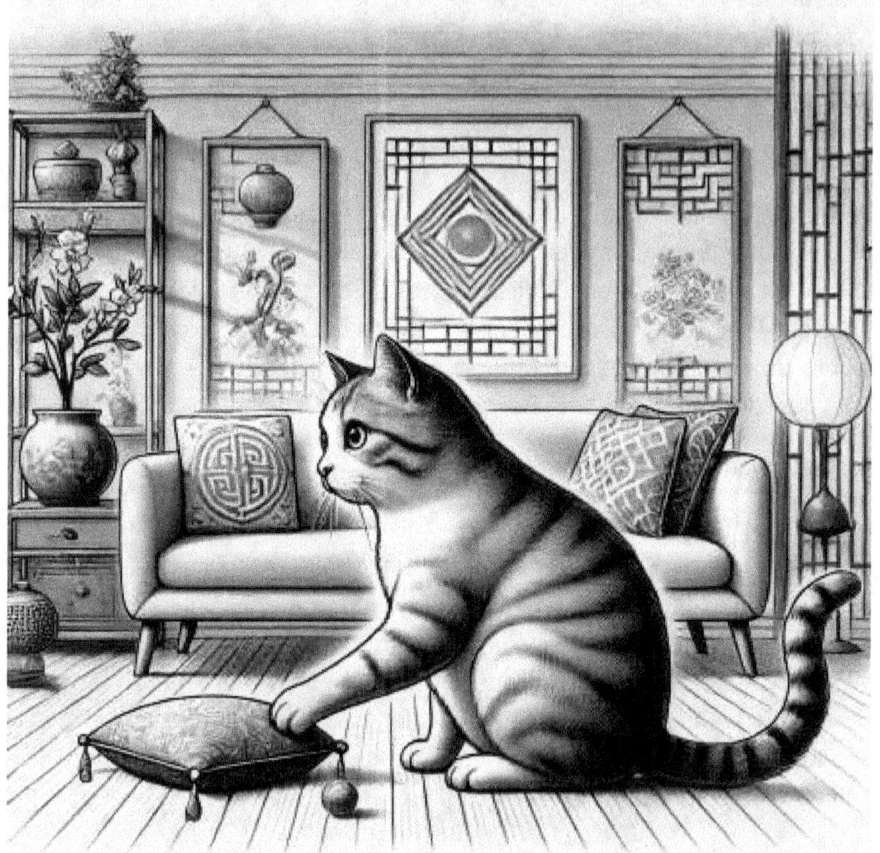

Die Katze als Feng-Shui-Experte

Katzen haben einen ausgeprägten Sinn für die Energie in ihrem Umfeld. Sie wählen ihre Lieblingsplätze nicht zufällig aus, sondern nach den energetischen Gegebenheiten des Raumes. Indem du die Vorlieben deiner Katze beobachtest, kannst du wertvolle Hinweise darauf erhalten, wie das Qi in deinem Zuhause fließt und wo es möglicherweise Blockaden gibt.

Wenn deine Katze einen bestimmten Platz bevorzugt, kann das ein Zeichen dafür sein, dass dieser Ort besonders gute Energie hat. Umgekehrt könnte ein Ort, den deine Katze meidet, eine energetische Schwachstelle sein. Du kannst diese Erkenntnisse nutzen, um die Anordnung der Möbel, die Farbgestaltung und die Dekoration deines Zuhauses zu optimieren und so den Energiefluss zu verbessern.

Die fünf Elemente und die Katze: Eine harmonische Verbindung

Im Feng-Shui spielen die fünf Elemente – Holz, Feuer, Erde, Metall und Wasser – eine zentrale Rolle. Jedes Element steht für bestimmte Energien und Qualitäten, die in deinem Zuhause harmonisch ausgeglichen sein sollten. Katzen haben eine natürliche Verbindung zu diesen Elementen und können dir helfen, das Gleichgewicht in deinem Zuhause wiederherzustellen.

Beobachte, wie deine Katze auf verschiedene Elemente reagiert. Vielleicht fühlt sie sich zu Pflanzen hingezogen (Holz), liebt es, in der Sonne zu liegen (Feuer) oder hat eine Vorliebe für bestimmte Metalle oder Steine (Metall). Indem du diese Vorlieben in die Gestaltung deines Zuhauses einfließen lässt, kannst du das Feng-Shui optimieren und ein harmonisches Umfeld schaffen, das sowohl dir als auch deiner Katze zugutekommt.

Die Platzierung der Möbel: Im Einklang mit dem Qi

Die Platzierung der Möbel ist ein wichtiger Aspekt des Feng-Shui, und deine Katze kann dir dabei helfen, den idealen Standort für jedes Stück zu finden. Katzen fühlen sich instinktiv zu Orten hingezogen, an denen das Qi frei fließt und keine Blockaden vorhanden sind. Achte darauf, wo sich deine Katze gerne aufhält, und versuche, die Möbel so zu platzieren, dass diese Bereiche nicht blockiert werden.

Eine besondere Rolle spielt der Schlafplatz deiner Katze. Katzen suchen sich oft die besten Plätze im Haus aus, um zu schlafen – Orte, die energetisch ausgeglichen und geschützt sind. Indem du diese Plätze respektierst und frei lässt, kannst du sicherstellen, dass das Qi in deinem Zuhause optimal fließt und du selbst von der positiven Energie profitierst.

Feng-Shui-Korrekturen mit Hilfe deiner Katze

Manchmal gibt es in einem Zuhause energetische Ungleichgewichte, die das Wohlbefinden beeinträchtigen können. Wenn du bemerkst, dass deine Katze bestimmte Bereiche meidet oder unruhig wirkt, könnte das ein Zeichen für ein solches Ungleichgewicht sein. Du kannst diese Probleme mit einfachen Feng-Shui-Korrekturen beheben, die du in Zusammenarbeit mit deiner Katze durchführst.

Beispielsweise kannst du Pflanzen oder Kristalle in problematischen Bereichen platzieren, um das Qi zu harmonisieren. Auch das Umstellen von Möbeln oder das Hinzufügen von Wasser-Elementen (wie einem kleinen Zimmerbrunnen) kann helfen, die Energie zu verbessern. Achte dabei darauf, wie deine Katze auf diese Änderungen reagiert – sie wird dir zeigen, ob du auf dem richtigen Weg bist.

Schlussgedanke des Kapitels

Katzen sind wahre Meister des Feng-Shui und können dir helfen, dein Zuhause in eine Oase der Harmonie und des Wohlbefindens zu verwandeln. Indem du ihre Bewegungen und Vorlieben beobachtest und in die Gestaltung deines Zuhauses einfließen lässt, kannst du das Qi optimal fließen lassen und sowohl für dich als auch für deine Katze ein ausgeglichenes und glückliches Zuhause schaffen.

Namaste und viel Erfolg beim Einrichten!

Kapitel 11: Die heiligen Verstecke – Warum Katzen besondere Orte lieben

Katzen sind Meister des Versteckens. Sie lieben es, sich in Kartons, Schränken oder unter Möbeln zu verkriechen. Doch diese „heiligen Verstecke" sind mehr als nur ein Ort zum Schlafen – sie haben eine tiefe spirituelle Bedeutung. In diesem Kapitel erfährst du, warum Katzen diese besonderen Orte aufsuchen und wie du diese „heiligen Verstecke" in deinem Zuhause unterstützen kannst, um deiner Katze und dir selbst einen sicheren, energetisch geschützten Raum zu bieten.

Die spirituelle Bedeutung der Verstecke

Katzen sind von Natur aus Einzelgänger und brauchen Rückzugsorte, an denen sie sich sicher und geborgen fühlen. Diese Verstecke sind nicht nur physische Orte, sondern auch energetische Schutzräume, in denen deine Katze ihre innere Ruhe findet und sich von den energetischen Herausforderungen des Alltags erholen kann. Sie nutzt diese Orte, um ihre Energien zu sammeln, sich zu regenerieren und ihre spirituelle Praxis zu vertiefen.

Katzenguru: Weisheit auf vier Pfoten!

Die Wahl eines bestimmten Verstecks ist kein Zufall. Katzen spüren instinktiv, wo die Energie am besten für sie ist – sei es ein Karton, der die Energien abschirmt, oder ein Platz unter einem Möbelstück, das Schutz und Geborgenheit bietet. Diese Verstecke sind für deine Katze heilige Orte, die ihr helfen, in einer hektischen Welt ihren inneren Frieden zu bewahren.

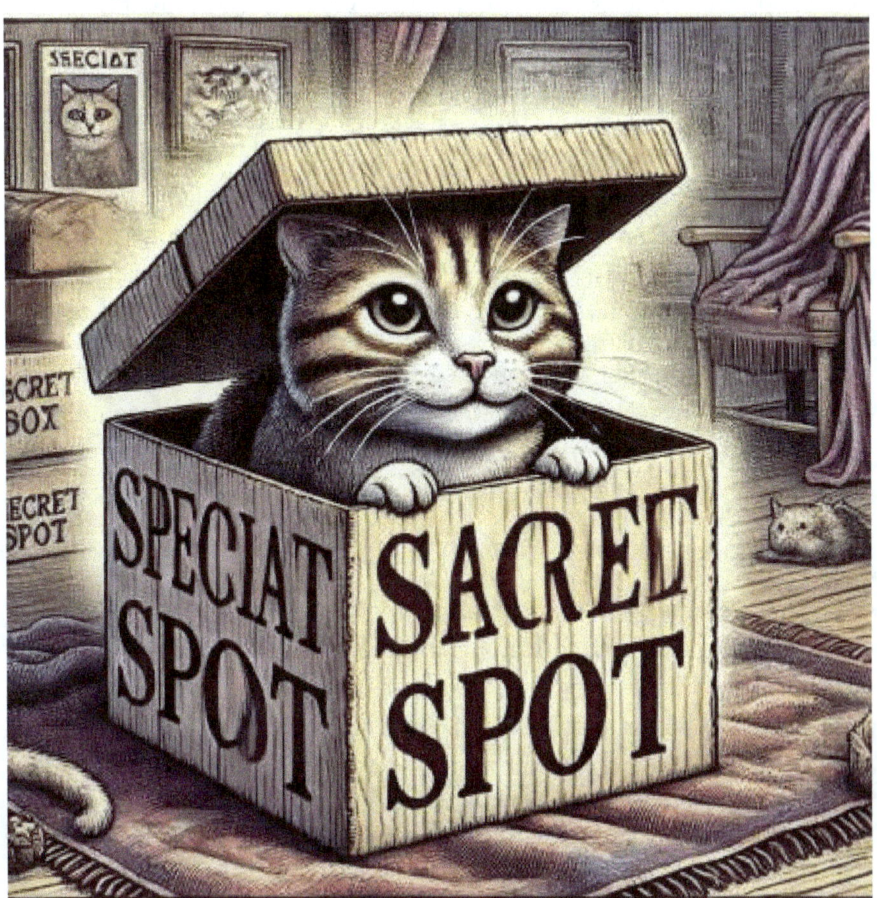

Die Gestaltung heiliger Verstecke

Du kannst deiner Katze helfen, indem du diese heiligen Verstecke unterstützt und ihnen besondere Aufmerksamkeit schenkst. Vielleicht möchtest du spezielle Orte in deinem Zuhause einrichten, die als Rückzugsorte für deine Katze dienen. Verwende weiche Decken, energetisch aufgeladene Kissen oder kleine Kuschelhöhlen, um diese Verstecke noch gemütlicher und energetisch geschützter zu machen.

Achte darauf, dass diese Orte ruhig und frei von Störungen sind. Du könntest auch spirituelle Symbole, wie kleine Schutzamulette oder Kristalle, in der Nähe dieser Verstecke platzieren, um die Energie zu verstärken und deine Katze noch besser zu schützen. Diese heiligen Verstecke sollten immer respektiert werden – sie sind ein wichtiger Teil der spirituellen Praxis deiner Katze und helfen ihr, in einer hektischen Welt zur Ruhe zu kommen.

Warum Verstecke wichtig sind

Verstecke sind für Katzen nicht nur Rückzugsorte, sondern auch Orte der Selbstfindung und Meditation. Hier können sie sich von den energetischen Herausforderungen des Tages erholen und ihre innere Balance wiederherstellen. Indem du deiner Katze diese Rückzugsorte zur Verfügung stellst und sie unterstützt, hilfst du ihr, ihre spirituelle Praxis zu vertiefen und ihr inneres Gleichgewicht zu bewahren.

Verstecke bieten deiner Katze auch Schutz vor negativen Energien und Einflüssen. Sie sind wie kleine Tempel, in denen sie sich regenerieren und ihre Energien neu ordnen kann. Diese Orte sind für deine Katze heilig und sollten auch von dir als solche betrachtet werden.

Schlussgedanke des Kapitels

Die heiligen Verstecke deiner Katze sind mehr als nur Orte zum Verstecken – sie sind energetische Schutzräume, in denen sie ihre spirituelle Praxis vertiefen und sich von den Herausforderungen des Alltags erholen kann. Indem du diese Verstecke unterstützt und achtest, kannst du deiner Katze helfen, ihren inneren Frieden zu bewahren und ihre spirituelle Reise zu vertiefen. Denke daran: Ein geschützter Ort ist ein glücklicher Ort, und ein glücklicher Ort ist ein heiliger Ort.

Miau und friedliche Ruhe!

Kapitel 12: Katzen und Kristalle – Die perfekte Verbindung

Kristalle sind seit Jahrhunderten für ihre heilenden und energetischen Eigenschaften bekannt. Doch wusstest du, dass auch Katzen eine besondere Verbindung zu diesen Energiewerkzeugen haben? In diesem Kapitel erfährst du, wie du Kristalle nutzen kannst, um die Energie deiner Katze zu unterstützen, und wie du die richtige Wahl triffst, um ihre spirituelle Praxis zu vertiefen.

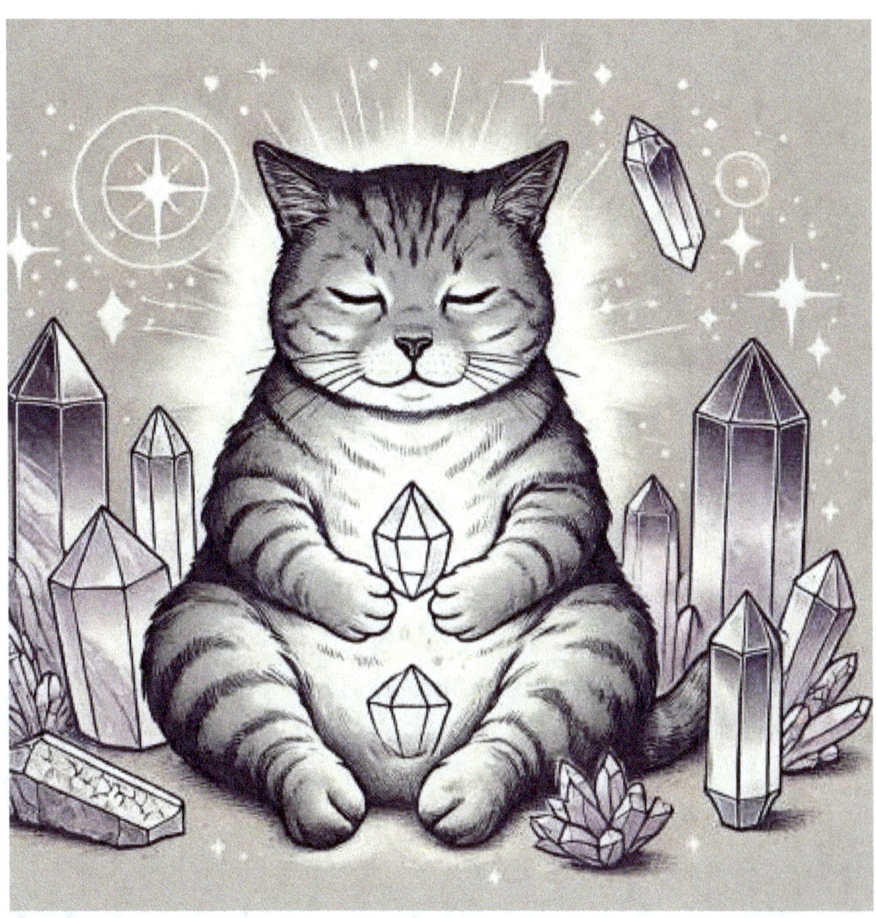

Die natürliche Verbindung zwischen Katzen und Kristallen

Katzen sind extrem sensibel für energetische Schwingungen, und Kristalle sind nichts Anderes als konzentrierte Energie. Es ist daher nicht überraschend, dass viele Katzen eine besondere Vorliebe für bestimmte Kristalle haben und sich gerne in deren Nähe aufhalten. Diese natürlichen Energie-werkzeuge helfen deiner Katze, ihre Chakren auszubalancieren, negative Energien abzuleiten und ihre spirituelle Praxis zu vertiefen.

Wenn du bemerkst, dass deine Katze sich zu einem bestimmten Kristall hin-gezogen fühlt, könnte das ein Zeichen dafür sein, dass dieser Kristall eine wichtige Rolle in ihrer spirituellen Entwicklung spielt. Sei achtsam und be-obachte, welche Kristalle deine Katze bevorzugt – sie weiß instinktiv, was sie braucht.

Die Wahl der richtigen Kristalle für deine Katze

Nicht alle Kristalle sind für Katzen geeignet, und es ist wichtig, die richtigen auszuwählen. Einige der besten Kristalle für Katzen sind:

- **Amethyst:** Ein beruhigender Kristall, der hilft, Stress abzubauen und die spirituelle Verbindung zu stärken. Amethyst kann auch dabei hel-fen, das Kronenchakra zu öffnen und die Intuition deiner Katze zu fördern.

- **Rosenquarz:** Ein Kristall der Liebe und des Mitgefühls, der besonders gut geeignet ist, um die Bindung zwischen dir und deiner Katze zu stärken. Rosenquarz hilft auch, das Herzchakra zu öffnen und emo-tionale Blockaden zu lösen.

- **Bergkristall:** Ein vielseitiger Kristall, der die gesamte Energie deiner Katze klärt und verstärkt. Bergkristall kann auch dazu beitragen, die Aura deiner Katze zu schützen und sie energetisch zu reinigen.

- **Schwarzer Turmalin:** Ein Schutzkristall, der negative Energien ab-wehrt und deiner Katze hilft, sich sicher und geschützt zu fühlen. Schwarzer Turmalin ist besonders nützlich, wenn deine Katze sensi-bel auf energetische Störungen reagiert.

Die Platzierung von Kristallen im Zuhause

Sobald du die richtigen Kristalle für deine Katze ausgewählt hast, ist es wich-tig, sie an den richtigen Stellen in deinem Zuhause zu platzieren. Du kannst Kristalle in der Nähe des Schlafplatzes deiner Katze, in ihren heiligen Verste-cken oder in der Nähe ihres Kratzbaums aufstellen. Diese Orte werden von den Kristallen energetisch unterstützt und helfen deiner Katze, ihre innere Balance zu bewahren.

Du kannst auch kleine Kristalle an den Kragen deiner Katze binden oder in ihre Spielzeuge integrieren, um ihre Energie kontinuierlich zu stärken. Achte darauf, dass die Kristalle gut gesichert sind und keine Gefahr darstellen, wenn sie versehentlich verschluckt werden.

Reinigung und Aufladen von Kristallen

Kristalle nehmen Energien auf und sollten regelmäßig gereinigt und aufgeladen werden, um ihre Wirkung zu erhalten. Du kannst Kristalle unter fließendem Wasser reinigen oder sie über Nacht in eine Schale mit Salz legen. Zum Aufladen eignen sich Sonnenlicht, Mondlicht oder das Platzieren der Kristalle auf einem Amethyst-Cluster.

Du kannst auch ein kleines Ritual durchführen, um die Kristalle mit positiven Energien zu füllen. Sprich eine Affirmation oder ein Gebet, während du die Kristalle hältst, und visualisiere, wie sie mit heilender Energie aufgeladen werden.

Schlussgedanke des Kapitels

Katzen und Kristalle sind eine perfekte Verbindung – beide haben eine tiefe Verbindung zur Energie und können sich gegenseitig unterstützen. Indem du die richtigen Kristalle für deine Katze auswählst und sie in ihrem Alltag einsetzt, kannst du ihre spirituelle Praxis vertiefen und ihr helfen, ihre Energie in Balance zu halten. Denke daran: Ein Kristall ist mehr als nur ein schöner Stein – er ist ein mächtiges Werkzeug zur Heilung und spirituellen Entwicklung.

Miau und viel Freude beim Entdecken der Kristallwelt!

Kapitel 13: Die Bedeutung des Schwanzes – Kommunikation auf höherer Ebene

Der Schwanz deiner Katze ist nicht nur ein Anhängsel, das sie durch die Gegend schwenkt – er ist ein mächtiges Werkzeug der Kommunikation und Energiearbeit. In diesem Kapitel erfährst du, wie du den Schwanz deiner Katze lesen und verstehen kannst, welche Botschaften er übermittelt, und wie du ihn als energetisches Werkzeug zur Unterstützung deiner Katze und deines Zuhauses nutzen kannst.

Der Schwanz als energetische Antenne

Katzen nutzen ihren Schwanz auf vielfältige Weise: zur Balance, zur Kommunikation und zur Energiearbeit. Der Schwanz ist wie eine Antenne, die die Energien in der Umgebung aufnimmt und verarbeitet. Wenn deine Katze ihren Schwanz aufrichtet oder krümmt, sendet sie Botschaften aus und reguliert ihre eigene Energie.

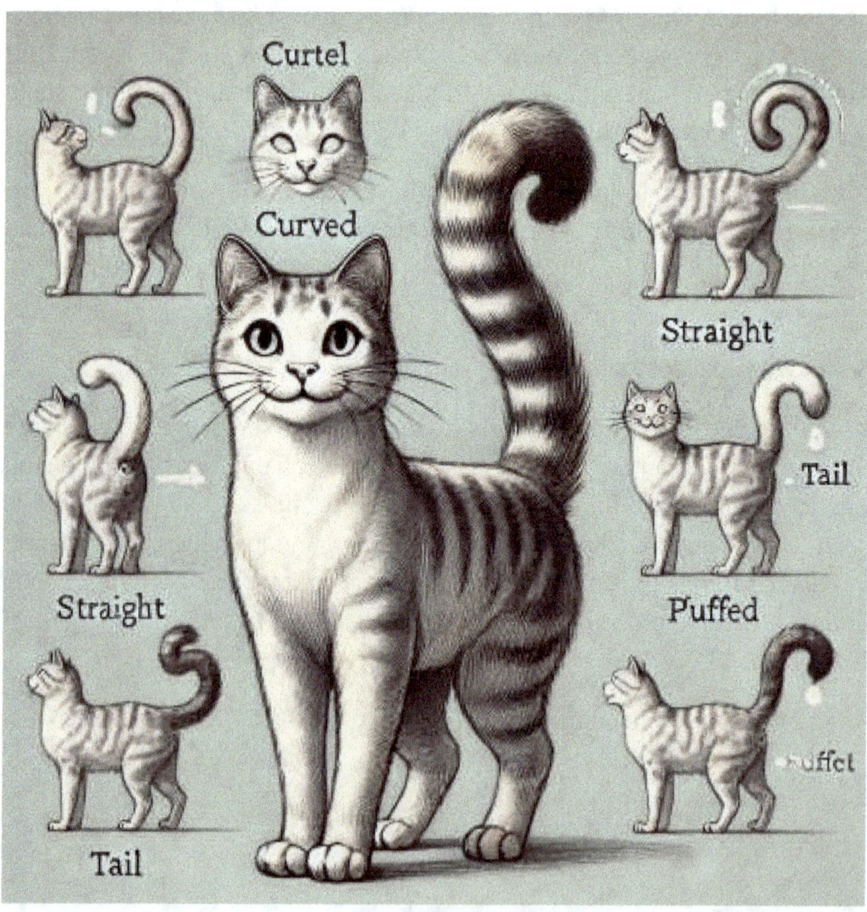

Achte darauf, wie deine Katze ihren Schwanz bewegt und positioniert. Ein aufgerichteter Schwanz signalisiert Selbstbewusstsein und Wohlbefinden, während ein gekrümmter oder eingezogener Schwanz auf Unsicherheit oder Stress hindeuten kann. Indem du den Schwanz deiner Katze beobachtest, kannst du wertvolle Informationen über ihren emotionalen und energetischen Zustand gewinnen.

Die Sprache des Schwanzes: Was dir deine Katze sagen will

Der Schwanz deiner Katze ist ein komplexes Kommunikationsmittel, das dir viel über ihre Gefühle und Gedanken verrät. Hier sind einige gängige Schwanzbewegungen und ihre Bedeutungen:

- **Aufgerichteter Schwanz:** Ein Zeichen von Freundlichkeit und Zufriedenheit. Wenn der Schwanz deiner Katze aufrecht steht, ist sie glücklich und fühlt sich sicher.

- **Langsames Wedeln:** Ein Zeichen von Unsicherheit oder Überlegung. Wenn deine Katze ihren Schwanz langsam hin und her bewegt, könnte sie darüber nachdenken, ob sie sich nähern oder zurückziehen soll.

- **Ruckartiges Zucken:** Ein Zeichen von Reizbarkeit oder Aufregung. Wenn der Schwanz deiner Katze ruckartig zuckt, könnte sie angespannt sein oder etwas aufgeregt erwarten.

- **Gekrümmter Schwanz:** Ein Zeichen von Angst oder Unsicherheit. Ein gekrümmter Schwanz signalisiert, dass deine Katze sich unwohl fühlt und möglicherweise Schutz sucht.

- **Schwanz um die Pfoten gewickelt:** Ein Zeichen von Entspannung und Komfort. Wenn deine Katze ihren Schwanz um ihre Pfoten wickelt, fühlt sie sich wohl und geborgen.

Der Schwanz als energetisches Werkzeug

Neben der Kommunikation dient der Schwanz deiner Katze auch als energetisches Werkzeug, das sie bewusst zur Regulierung ihrer eigenen Energie einsetzt. Wenn deine Katze ihren Schwanz um dich oder einen Gegenstand wickelt, könnte sie versuchen, deine Energie zu spüren oder zu beeinflussen. Katzen nutzen ihren Schwanz auch, um energetische Barrieren zu setzen oder negative Energien abzuwehren.

Du kannst den Schwanz deiner Katze als ein Zeichen dafür betrachten, wie sie sich in ihrer Umgebung fühlt und ob sie energetische Unterstützung benötigt. Wenn du bemerkst, dass deine Katze ihren Schwanz häufig einkrümmt oder versteckt, könnte das ein Zeichen dafür sein, dass sie sich energetisch überfordert fühlt. In solchen Fällen kannst du ihr helfen, indem du ihre Umgebung reinigst und harmonisierst.

Der Schwanz als Schutzamulett

Der Schwanz deiner Katze kann auch als eine Art Schutzamulett betrachtet werden. In vielen Kulturen wird der Katzenschwanz als Symbol für Glück und Schutz angesehen. Du kannst dieses Symbol nutzen, um dein Zuhause energetisch zu schützen und positive Energien anzuziehen.

Vielleicht möchtest du ein kleines Amulett oder eine Kette mit einem Katzenschwanzsymbol in deinem Zuhause aufhängen, um die schützende Energie des Katzenschwanzes zu nutzen. Diese Symbole können helfen, negative Energien abzuwehren und dein Zuhause mit positiver Energie zu erfüllen.

Schlussgedanke des Kapitels

Der Schwanz deiner Katze ist viel mehr als nur ein Anhängsel – er ist ein mächtiges Werkzeug der Kommunikation und Energiearbeit. Indem du lernst, den Schwanz deiner Katze zu lesen und zu verstehen, kannst du eine tiefere Verbindung zu ihr aufbauen und ihr helfen, ihre Energie in Balance zu halten. Denke daran: Der Schwanz deiner Katze ist ein Fenster zu ihrer Seele – und er hat viele Geschichten zu erzählen.

Miau und energetische Grüße!

Kapitel 14: Katzen und Musik – Der Klang der Erleuchtung

Musik ist eine universelle Sprache, die sowohl Menschen als auch Tiere auf einer tiefen, spirituellen Ebene berührt. Katzen haben ein feines Gehör und reagieren besonders sensibel auf bestimmte Klänge und Frequenzen. In diesem Kapitel erfährst du, wie du Musik nutzen kannst, um die spirituelle Praxis deiner Katze zu unterstützen und eine harmonische, heilsame Atmosphäre in deinem Zuhause zu schaffen.

Die Wirkung von Musik auf Katzen

Katzen sind von Natur aus empfindlich gegenüber Schwingungen und Klängen. Bestimmte Arten von Musik können eine beruhigende Wirkung auf sie haben, während andere sie aufregen oder ängstigen können. Klassische Musik, sanfte Klänge und Naturgeräusche sind in der Regel besonders gut geeignet, um eine entspannte und harmonische Atmosphäre für deine Katze zu schaffen.

Wenn du bemerkst, dass deine Katze auf bestimmte Musikstücke besonders positiv reagiert – zum Beispiel, indem sie sich in der Nähe der Lautsprecher niederlässt oder anfängt zu schnurren –, könnte das ein Hinweis darauf sein, dass diese Musik auf einer tiefen Ebene mit ihr resoniert. Du kannst diese Musik gezielt einsetzen, um ihre spirituelle Praxis zu unterstützen und ihr Wohlbefinden zu fördern.

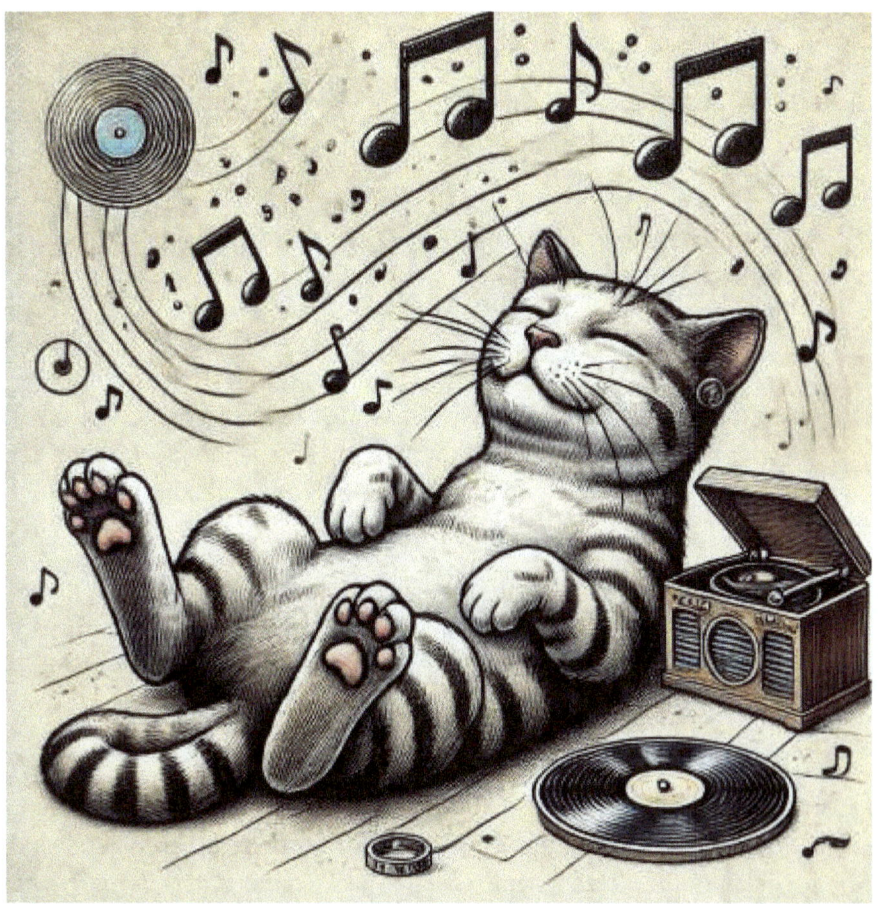

Musik als Mittel zur Meditation und Entspannung

Musik kann ein mächtiges Werkzeug zur Meditation und Entspannung sein – nicht nur für dich, sondern auch für deine Katze. Wenn du eine meditative

Atmosphäre schaffen möchtest, kannst du sanfte, beruhigende Musik spielen, während du und deine Katze gemeinsam entspannen. Dies kann helfen, den Geist zu beruhigen, die Chakren auszurichten und eine tiefe, heilsame Verbindung zwischen euch beiden zu fördern.

Vielleicht möchtest du auch spezielle Musikstücke auswählen, die auf die Frequenz des Schnurrens deiner Katze abgestimmt sind. Diese „Schnurrmusik" kann dazu beitragen, die beruhigende Wirkung des Schnurrens zu verstärken und eine harmonische, heilende Atmosphäre in deinem Zuhause zu schaffen.

Die Auswahl der richtigen Musik für deine Katze

Nicht jede Musik ist für Katzen geeignet, und es ist wichtig, die richtige Auswahl zu treffen. Hier sind einige Musikstile, die besonders gut für Katzen geeignet sind:

- **Klassische Musik:** Viele Katzen reagieren positiv auf klassische Musik, insbesondere auf sanfte, langsame Stücke von Komponisten wie Bach, Mozart oder Debussy. Diese Musik kann eine beruhigende Wirkung haben und hilft, Stress abzubauen.

- **Naturgeräusche:** Aufnahmen von sanftem Regen, Vogelgezwitscher oder plätschernden Bächen können eine entspannende Wirkung auf Katzen haben und ihnen helfen, sich in ihrer Umgebung wohlzufühlen.

- **Meditative Musik:** Sanfte, meditative Musik mit tibetischen Klangschalen, Ozeantrommeln oder anderen beruhigenden Instrumenten kann dazu beitragen, die Energie in deinem Zuhause zu harmonisieren und deine Katze in einen tiefen Entspannungszustand zu versetzen.

- **„Schnurrmusik":** Speziell komponierte Musik, die auf die Frequenz des Schnurrens abgestimmt ist, kann besonders beruhigend und heilend für Katzen sein. Diese Musik imitiert das beruhigende Schnurren und kann helfen, Stress abzubauen und die Chakren auszurichten.

Musik als Heilmittel: Klangtherapie für Katzen

Musik kann auch als Heilmittel eingesetzt werden, um spezifische Probleme oder Unausgewogenheiten bei deiner Katze zu behandeln. Wenn deine Katze gestresst, ängstlich oder unruhig ist, kannst du gezielt Musik einsetzen, um ihre Emotionen zu beruhigen und ihre Energie zu harmonisieren.

Du könntest zum Beispiel eine spezielle Playlist mit beruhigender Musik zusammenstellen, die du abspielst, wenn deine Katze alleine zu Hause ist. Diese Musik kann helfen, Trennungsangst zu lindern und ihr das Gefühl von Sicherheit und Geborgenheit zu geben.

Schlussgedanke des Kapitels

Musik ist ein mächtiges Werkzeug, das sowohl dich als auch deine Katze auf einer tiefen, spirituellen Ebene berühren kann. Indem du die richtige Musik auswählst und gezielt einsetzt, kannst du die spirituelle Praxis deiner Katze unterstützen, ihr Wohlbefinden fördern und eine harmonische, heilende Atmosphäre in deinem Zuhause schaffen. Denke daran: Musik ist der Klang der Seele – und sie kann Wunder wirken, wenn sie mit Liebe und Achtsamkeit geteilt wird.

Miau und harmonische Klänge!

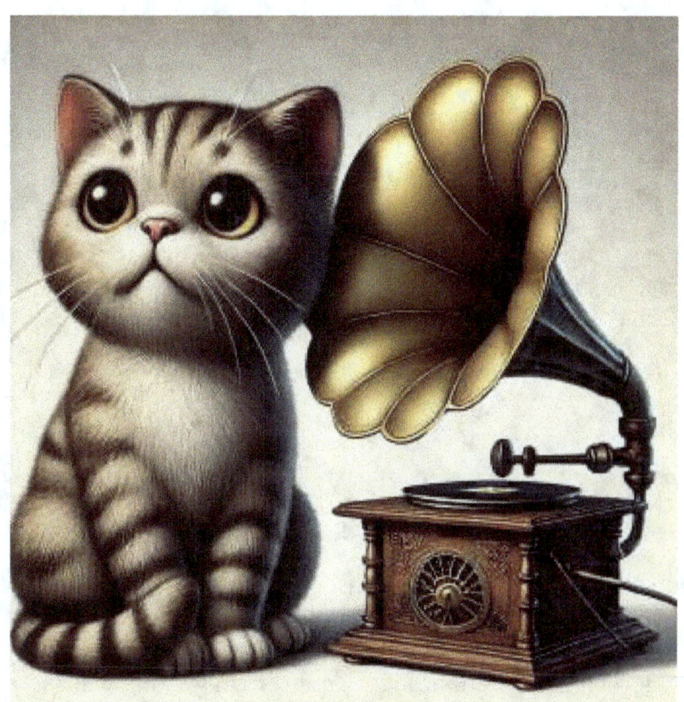

Kapitel 15: Die Weisheit der Katzenschnurrhaare – Antennen des Universums

Die Schnurrhaare deiner Katze sind mehr als nur ein paar lange Haare im Gesicht – sie sind hochsensible Werkzeuge, die als Antennen dienen und die Energien des Universums aufnehmen. In diesem Kapitel erfährst du, wie du die Schnurrhaare deiner Katze besser verstehen kannst, welche Botschaften sie übermitteln und wie sie als Werkzeuge zur Energiearbeit und spirituellen Kommunikation genutzt werden können.

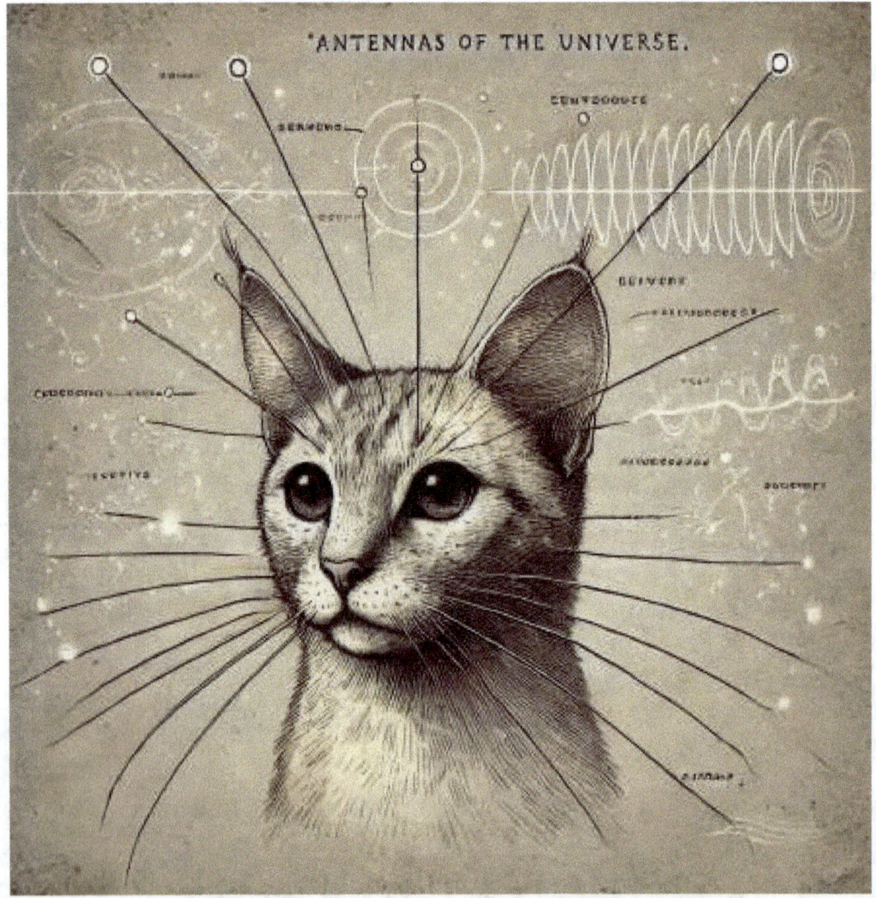

Die Schnurrhaare als energetische Sensoren

Die Schnurrhaare deiner Katze sind unglaublich empfindlich und können selbst die geringsten Veränderungen in ihrer Umgebung wahrnehmen. Sie sind in der Lage, energetische Felder zu spüren und auf subtile Schwingungen zu reagieren. Wenn deine Katze ihre Schnurrhaare bewegt oder aufstellt, scannt sie die Umgebung auf energetische Anomalien und nimmt die Energien wahr, die für uns unsichtbar bleiben.

Diese Schnurrhaare dienen als energetische Sensoren, die deiner Katze helfen, sich sicher und geschützt zu fühlen. Sie sind mit Nervenenden verbunden, die direkt mit dem Gehirn deiner Katze verbunden sind und ihr ermöglichen, Informationen blitzschnell zu verarbeiten. Dadurch kann deine Katze nicht nur ihre Umgebung besser verstehen, sondern auch energetische Botschaften empfangen und interpretieren.

Die Sprache der Schnurrhaare: Was sie dir sagen

Die Schnurrhaare deiner Katze kommunizieren auf subtile Weise ihre Emotionen, Gedanken und energetischen Zustände. Hier sind einige Beispiele, wie du die Bewegungen und Positionen der Schnurrhaare interpretieren kannst:

- **Entspannte Schnurrhaare:** Wenn die Schnurrhaare deiner Katze in einer natürlichen, entspannten Position sind, fühlt sie sich sicher und wohl in ihrer Umgebung.

- **Nach vorne gerichtete Schnurrhaare:** Wenn deine Katze ihre Schnurrhaare nach vorne richtet, ist sie neugierig und aufmerksam. Sie erkundet aktiv ihre Umgebung und nimmt neue Informationen auf.

- **Nach hinten gezogene Schnurrhaare:** Wenn die Schnurrhaare nach hinten gezogen sind, zeigt dies, dass deine Katze gestresst oder ängstlich ist. Sie könnte sich in einer Situation unwohl fühlen und Schutz suchen.

- **Zitternde Schnurrhaare:** Wenn die Schnurrhaare leicht zittern, könnte das ein Zeichen von Aufregung oder Vorfreude sein. Deine Katze ist möglicherweise in einer spielerischen Stimmung oder erwartet etwas Spannendes.

Die Schnurrhaare als Werkzeuge der Energiearbeit

Katzen nutzen ihre Schnurrhaare nicht nur zur Wahrnehmung, sondern auch zur aktiven Energiearbeit. Sie setzen ihre Schnurrhaare ein, um energetische

Blockaden zu erkennen und zu lösen, negative Energien abzuleiten und sich selbst und ihre Umgebung energetisch zu reinigen.

Wenn deine Katze ihre Schnurrhaare um einen bestimmten Gegenstand oder eine Person richtet, könnte sie versuchen, energetische Informationen zu sammeln oder die Energien zu harmonisieren. Du kannst diese Fähigkeit unterstützen, indem du die Schnurrhaare deiner Katze respektierst und achtest, wie sie ihre energetischen Antennen einsetzt.

Schnurrhaare und spirituelle Kommunikation

Die Schnurrhaare deiner Katze spielen auch eine wichtige Rolle in der spirituellen Kommunikation. Durch ihre Schnurrhaare kann deine Katze mit anderen Wesen, sei es mit anderen Tieren oder mit spirituellen Führern, in Kontakt treten. Die Schnurrhaare dienen als Kanäle, durch die energetische Botschaften gesendet und empfangen werden.

Wenn du eine tiefe spirituelle Verbindung zu deiner Katze aufbauen möchtest, kannst du versuchen, dich auf ihre Schnurrhaare zu konzentrieren. Indem du ihre Bewegungen und Reaktionen beobachtest, kannst du lernen, die Botschaften zu interpretieren, die sie durch ihre Schnurrhaare übermittelt. Dies kann dir helfen, eine tiefere Ebene der Kommunikation und des Verständnisses zu erreichen.

Schlussgedanke des Kapitels

Die Schnurrhaare deiner Katze sind viel mehr als nur einfache Haare – sie sind hochsensible energetische Antennen, die mit den Energien des Universums verbunden sind. Indem du die Bedeutung und die Funktion der Schnurrhaare verstehst und respektierst, kannst du eine tiefere Verbindung zu deiner Katze aufbauen und ihre spirituelle Praxis unterstützen. Denke daran: Die Weisheit der Katzenschnurrhaare ist eine wertvolle Ressource, die dir helfen kann, die Geheimnisse des Universums zu entschlüsseln.

Miau und scharfe Sinne!

Kapitel 16: Katzen und Träume – Die geheime Mission der nächtlichen Visionen

Während du tief schläfst und von nichts Böses träumst, ist deine Katze vielleicht auf einer geheimen Mission in einer anderen Dimension unterwegs. Ja, richtig gehört! Katzen träumen nicht nur von Mäusen und Federspielzeugen – ihre Träume sind oft tiefer und bedeutungsvoller, als wir uns vorstellen können. In diesem Kapitel tauchen wir in die Welt der Katzenträume ein und entdecken, welche spirituellen Botschaften und Missionen hinter diesen nächtlichen Visionen stecken.

Die spirituelle Bedeutung von Katzenträumen

Katzen sind bekannt für ihre ausgedehnten Schlafphasen – bis zu 16 Stunden am Tag können sie damit verbringen, sich in den Schlaf zu kuscheln. Aber was passiert in all diesen Stunden des Schlafens? Träumen sie einfach nur von ihrem nächsten Mahl oder davon, wie sie durch den Garten streifen? Oder ist da mehr?

Viele Katzenliebhaber glauben, dass Katzen im Schlaf nicht nur ihre physischen Kräfte regenerieren, sondern auch spirituelle Reisen unternehmen. Ihre Träume könnten sie zu fernen Orten führen, wo sie geheime Botschaften erhalten, spirituelle Führer treffen oder sogar kosmische Pläne schmieden. Wenn deine Katze im Schlaf zuckt, leise maunzt oder ihre Pfoten bewegt, könnte sie gerade in einer anderen Dimension unterwegs sein und ihre geheime Mission erfüllen.

Die Botschaften der Katzenträume entschlüsseln

Du fragst dich vielleicht, wie du die Träume deiner Katze verstehen kannst. Leider wird sie dir wahrscheinlich nicht direkt erzählen, was sie geträumt hat (obwohl das sicherlich unterhaltsam wäre). Aber du kannst lernen, ihre Träume zu entschlüsseln, indem du auf ihre Verhaltensweisen und Stimmungen nach dem Aufwachen achtest.

Wenn deine Katze nach einem langen Schlaf ungewöhnlich aufgeregt oder aufmerksam ist, könnte das ein Zeichen dafür sein, dass sie in ihren Träumen etwas Wichtiges erlebt hat. Vielleicht hat sie eine Botschaft für dich mitgebracht – eine Warnung, eine Führung oder einfach eine Erinnerung daran, im Moment zu leben. Achte auf diese kleinen Hinweise und versuche, dich auf die Energie deiner Katze einzustimmen, um die tieferen Bedeutungen ihrer Träume zu erfassen.

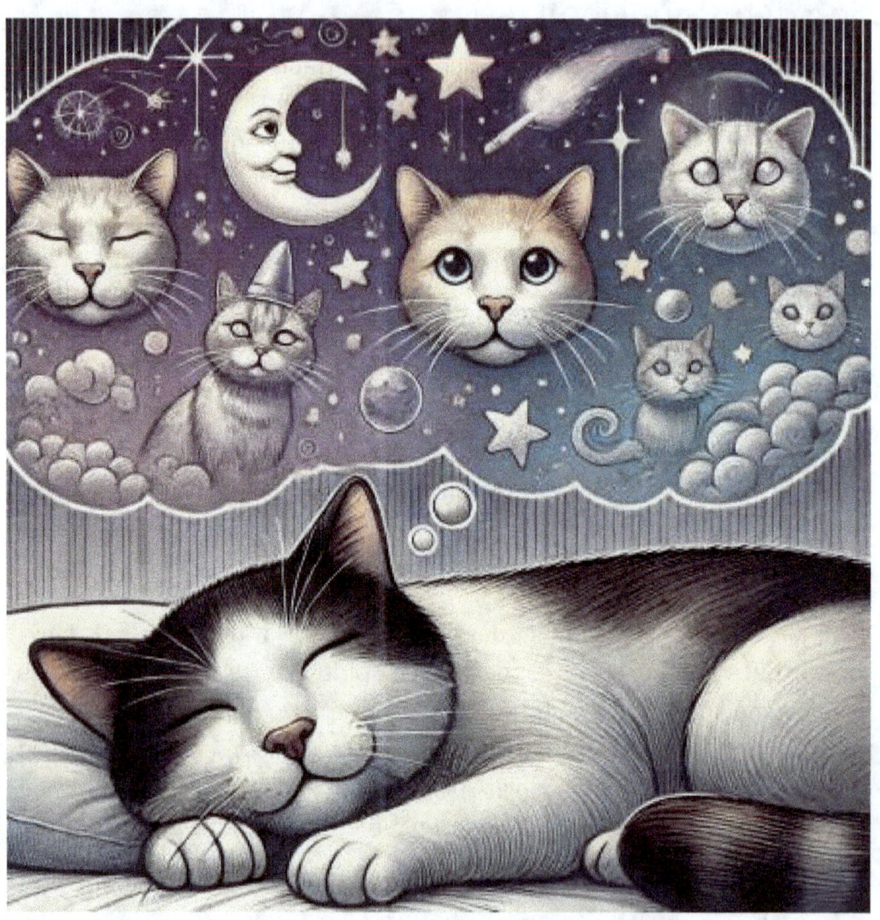

Katzenträume und die Verbindung zur spirituellen Welt

Katzen haben eine natürliche Fähigkeit, sich mit der spirituellen Welt zu verbinden, und ihre Träume sind oft ein Ausdruck dieser Verbindung. In vielen Kulturen wird angenommen, dass Katzen die Fähigkeit haben, mit Geistern, Ahnen oder spirituellen Führern zu kommunizieren, während sie schlafen. Diese Träume können eine Möglichkeit für deine Katze sein, Informationen oder Weisheit von der spirituellen Ebene zu empfangen und in die physische Welt zu bringen.

Katzenguru: Weisheit auf vier Pfoten!

Wenn du bemerkst, dass deine Katze nach einem Schlaf besonders ruhig und nachdenklich wirkt, könnte sie sich gerade von einer solchen spirituellen Begegnung erholen. Nimm dir Zeit, um dich zu ihrer Ruhe zu gesellen, und lass ihre Energie auf dich wirken. Du könntest dabei selbst eine Verbindung zur spirituellen Welt herstellen und von der Weisheit profitieren, die deine Katze in ihren Träumen gesammelt hat.

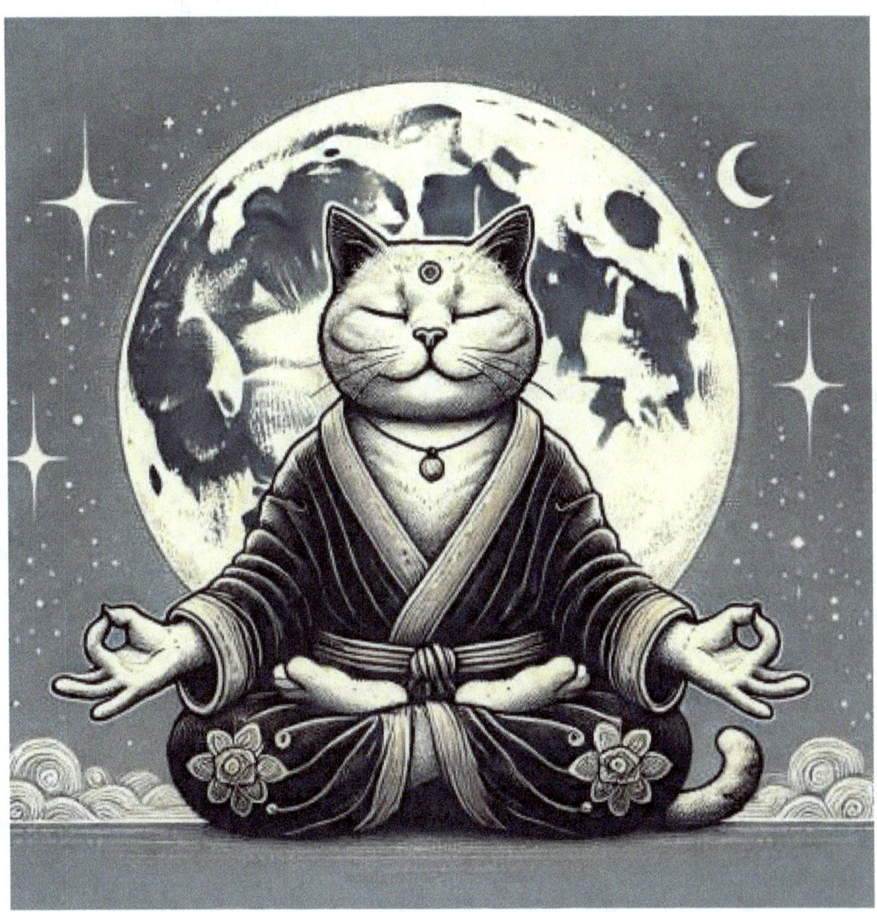

Wie du die Träume deiner Katze unterstützen kannst

Du kannst die nächtlichen Visionen deiner Katze unterstützen, indem du ihr einen ruhigen und sicheren Schlafplatz bietest. Ein gemütlicher Schlafplatz, der frei von Störungen ist, hilft deiner Katze, tiefer zu schlafen und ihre Träume intensiver zu erleben. Du könntest auch sanfte, beruhigende Musik oder Naturgeräusche spielen, um eine friedliche Atmosphäre zu schaffen, die ihre spirituellen Reisen fördert.

Eine weitere Möglichkeit, die Träume deiner Katze zu unterstützen, besteht darin, Kristalle wie Amethyst oder Bergkristall in der Nähe ihres Schlafplatzes zu platzieren. Diese Kristalle helfen, die Energie zu klären und zu verstärken, sodass deine Katze leichter Zugang zu höheren Dimensionen erhält. Vielleicht möchtest du auch eine kleine Meditation durchführen, bevor deine Katze einschläft, um positive Energien in den Raum zu bringen und ihre nächtlichen Visionen zu segnen.

Schlussgedanke des Kapitels

Die Träume deiner Katze sind mehr als nur süße Fantasien – sie sind tiefe, spirituelle Reisen, die wichtige Botschaften und Einsichten enthalten. Indem du lernst, die Träume deiner Katze zu entschlüsseln und sie auf ihrer nächtlichen Mission zu unterstützen, kannst du eure spirituelle Verbindung vertiefen und gemeinsam neue Dimensionen des Bewusstseins erkunden. Denke daran: Die nächste große Erleuchtung könnte genau jetzt im Traum deiner Katze passieren!

Miau und süße Träume!

Kapitel 17: Die Kunst des Katzenkusses – Liebeszauber auf leisen Pfoten

Du hast vielleicht schon erlebt, wie deine Katze dir einen sanften Nasenstupser oder eine zärtliche Kopfnuss gibt. Diese scheinbar kleinen Gesten sind in Wirklichkeit mächtige Liebeszauber, die deine Katze auf dich ausübt. In diesem Kapitel erkunden wir die tiefere Bedeutung dieser zärtlichen Momente und wie sie die Bindung zwischen dir und deiner Katze auf einer spirituellen Ebene vertiefen können.

Der Nasenstupser – Ein zärtlicher Gruß der Seele

Ein Nasenstupser ist mehr als nur eine freundliche Geste – es ist eine spirituelle Begrüßung, bei der deine Katze ihre Seele mit deiner verbindet. Wenn deine Katze ihre Nase sanft an deine drückt, gibt sie dir nicht nur einen liebevollen Gruß, sondern öffnet auch eine energetische Verbindung zwischen euch. Dieser Moment des Kontakts kann dazu beitragen, die Energien auszugleichen, negative Schwingungen zu neutralisieren und positive Emotionen zu verstärken.

Der Nasenstupser ist auch eine Möglichkeit für deine Katze, dir ihre Zuneigung und ihr Vertrauen zu zeigen. Indem sie ihre empfindliche Nase gegen deine drückt, macht sie sich verletzlich und signalisiert, dass sie sich in deiner Gegenwart sicher fühlt. Dies ist ein Zeichen tiefer Verbundenheit und sollte als solches geschätzt und gefeiert werden.

Die Kopfnuss – Ein Liebeszauber mit Energieübertragung

Wenn deine Katze dir eine Kopfnuss gibt, ist das nicht nur eine spielerische Geste – es ist ein Liebeszauber, bei dem sie ihre Energie mit deiner teilt. Katzen haben spezielle Drüsen an ihren Köpfen, mit denen sie Pheromone freisetzen, die ein Gefühl von Sicherheit und Zugehörigkeit vermitteln. Wenn deine Katze ihren Kopf gegen deinen drückt, überträgt sie diese Pheromone auf dich und markiert dich als Teil ihres „Stammes".

Dieser Akt der Energieübertragung kann eine beruhigende und heilende Wirkung auf dich haben. Die Kopfnuss ist ein kraftvoller Liebeszauber, der negative Energien abwehren und positive Schwingungen verstärken kann. Nimm dir einen Moment Zeit, um die Energie deiner Katze zu spüren und die Verbindung zwischen euch beiden zu vertiefen.

Der Katzenkuss – Ein magischer Moment der Zweisamkeit

Ein „Katzenkuss" ist eine seltene, aber kostbare Geste, bei der deine Katze dir sanft mit der Zunge über das Gesicht leckt. Dieser Moment der Zweisamkeit ist ein Zeichen tiefster Zuneigung und Vertrauen. In der Katzenwelt ist das Lecken ein Pflegeritual, das dazu dient, soziale Bindungen zu stärken und Fürsorge auszudrücken. Wenn deine Katze dich leckt, zeigt sie nicht nur ihre Liebe, sondern auch ihre Bereitschaft, dich in ihre engste Gemeinschaft aufzunehmen.

Dieser magische Moment ist ein Zeichen dafür, dass deine Katze dich als Teil ihrer Familie sieht und dich mit ihrer Liebe und Fürsorge überschütten möchte. Es ist ein intimer Akt der Verbindung, der auf einer tieferen, spirituellen Ebene wirkt und die Energien zwischen euch beiden harmonisiert.

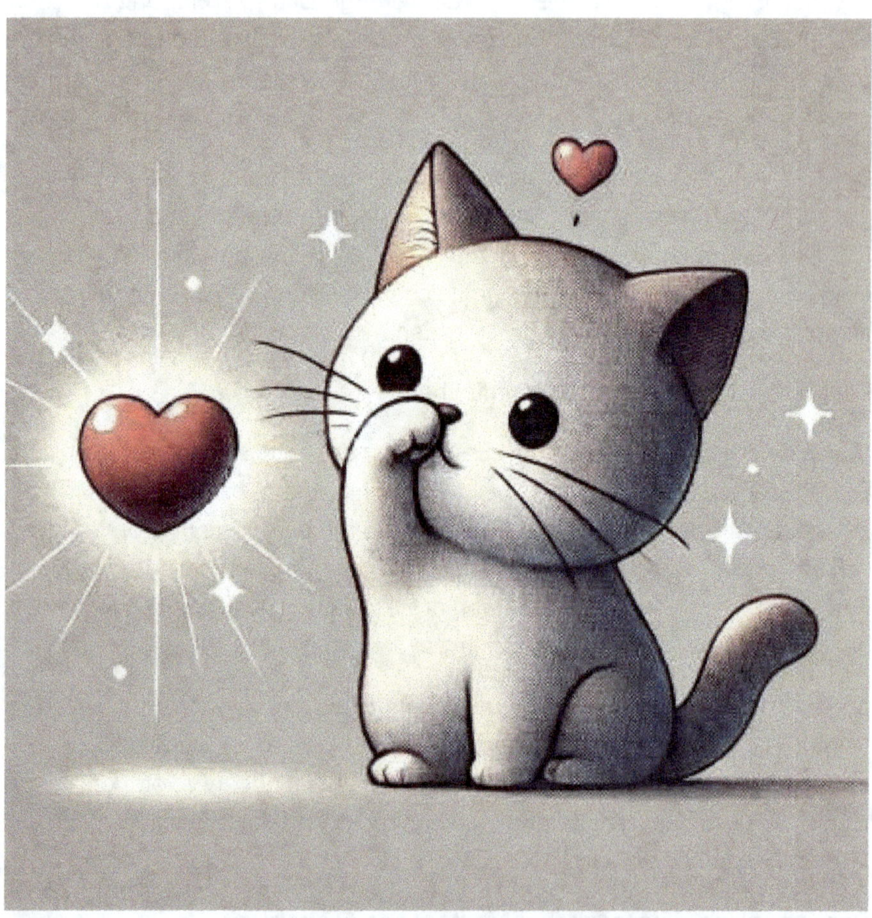

Wie du die Liebeszauber deiner Katze erwidern kannst

Die Liebeszauber deiner Katze sollten nicht unbeantwortet bleiben – sie verdienen es, auf liebevolle und achtsame Weise erwidert zu werden. Du kannst die Verbindung zwischen euch beiden vertiefen, indem du auf die Gesten deiner Katze achtest und sie mit sanften Berührungen, liebevollen Worten und ruhigen Momenten der Zweisamkeit erwiderst.

Nimm dir Zeit, um deine Katze zu streicheln, sie sanft zu massieren oder einfach nur in ihrer Nähe zu sein. Diese Momente der Nähe und Zuneigung können die Liebeszauber verstärken und eine tiefe spirituelle Bindung schaffen, die über das Physische hinausgeht. Denke daran, dass jede Geste der Zuneigung, die du deiner Katze gibst, ein Ausdruck deiner eigenen Liebe und Wertschätzung ist und eure gemeinsame spirituelle Reise bereichert.

Schlussgedanke des Kapitels

Die Kunst des Katzenkusses ist mehr als nur ein Ausdruck von Zuneigung – es ist ein mächtiger Liebeszauber, der die Energien zwischen dir und deiner Katze harmonisiert und eure spirituelle Verbindung vertieft. Indem du diese zärtlichen Momente schätzt und bewusst erlebst, kannst du eine tiefere Ebene der Liebe und des Vertrauens erreichen, die euch beide auf eurer gemeinsamen Reise stärkt. Denke daran: Jeder Nasenstupser, jede Kopfnuss und jeder Katzenkuss ist ein magischer Moment, der dein Herz und deine Seele berührt.

Miau und magische Liebe!

Kapitel 18: Der göttliche Katzennapf – Was dein Haustier wirklich über dich denkt

Der Napf deiner Katze ist mehr als nur ein Behälter für Futter – er ist ein heiliges Symbol, ein Spiegel deiner eigenen Seele und ein Kommunikationsmittel, durch das deine Katze dir mitteilt, was sie wirklich über dich denkt. In diesem Kapitel erforschen wir die tiefere Bedeutung des Katzennapfs und wie die Vorlieben und Abneigungen deiner Katze in Bezug auf ihr Futter tiefe Einblicke in dein eigenes spirituelles Wohlbefinden geben können.

Der Napf als Spiegel deiner Seele

Hast du jemals darüber nachgedacht, dass der Napf deiner Katze eine Reflexion deines eigenen inneren Zustands sein könnte? Katzen sind unglaublich sensibel für die Energien um sie herum, und ihr Napf – dieser kleine, unscheinbare Ort – ist ein zentraler Punkt ihrer täglichen Routine. Wenn deine Katze ihren Napf ignoriert oder das Futter ablehnt, könnte das ein Zeichen dafür sein, dass etwas in deinem eigenen Leben nicht im Gleichgewicht ist.

Vielleicht hast du bemerkt, dass deine Katze manchmal besonders wählerisch ist oder bestimmte Zeiten bevorzugt, um zu fressen. Dies könnte ein Hinweis darauf sein, dass deine eigenen Energien unausgeglichen sind und dass du möglicherweise mehr Achtsamkeit in deinen Alltag bringen solltest. Beobachte, wie deine Katze auf ihren Napf und das Futter reagiert, und überlege, ob es Parallelen zu deinem eigenen Leben gibt.

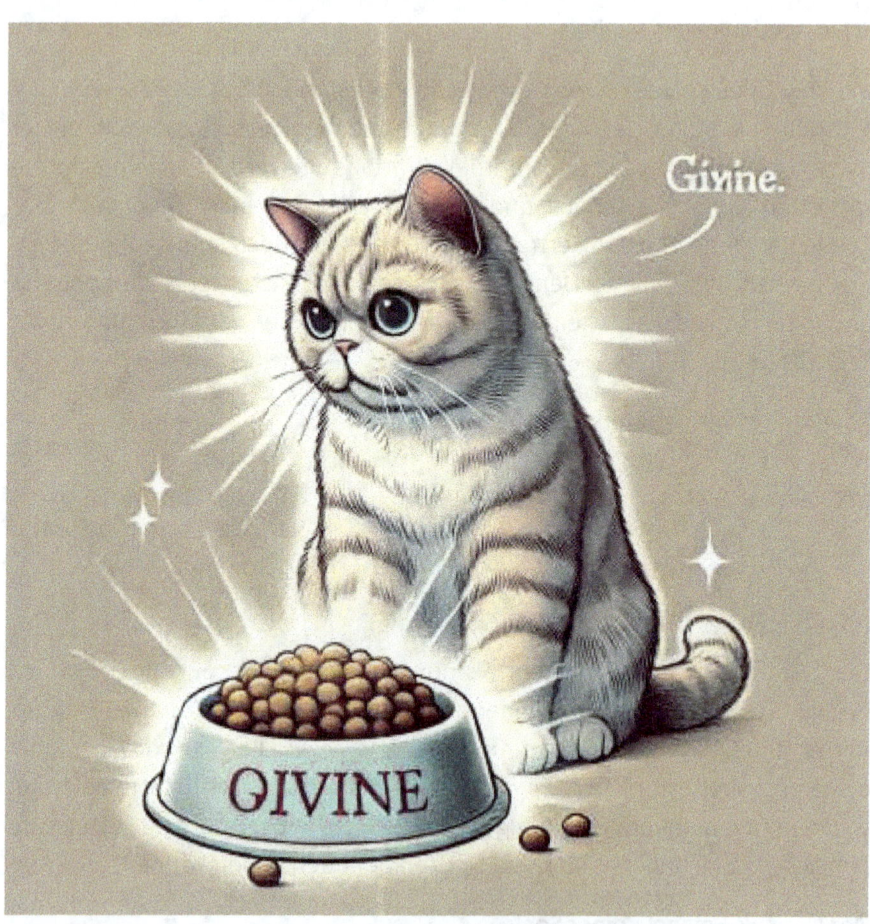

Die Wahl des Futters – Ein Zeichen der Wertschätzung

Katzen haben hohe Ansprüche, wenn es um ihr Futter geht – und das aus gutem Grund! Die Wahl des richtigen Futters ist nicht nur eine Frage des Geschmacks, sondern auch eine Frage der energetischen Qualität. Indem du deiner Katze hochwertiges, nährstoffreiches Futter gibst, zeigst du ihr, dass du sie wertschätzt und ihre spirituelle Gesundheit förderst.

Wenn deine Katze ihr Futter genießt und zufrieden schnurrt, während sie frisst, ist das ein Zeichen dafür, dass sie sich geliebt und umsorgt fühlt. Dieser Moment des Fütterns ist ein Ausdruck deiner eigenen Fürsorge und Achtsamkeit – und er kann dir helfen, eine tiefere Verbindung zu deiner Katze aufzubauen. Achte darauf, das Futter bewusst auszuwählen und es mit Liebe und guten Gedanken zu servieren, um positive Energien in den Napf und in dein Zuhause zu bringen.

Der Napf als Kommunikationsmittel

Deine Katze nutzt ihren Napf auch, um dir etwas zu sagen. Wenn sie beispielsweise nur die Hälfte ihres Futters isst oder ihren Napf ständig umstößt, könnte das ein Zeichen dafür sein, dass sie unzufrieden ist – nicht nur mit dem Futter, sondern möglicherweise auch mit anderen Aspekten ihres Lebens (oder deines Lebens). Sie könnte dir signalisieren, dass sie mehr Aufmerksamkeit, Abwechslung oder Veränderung braucht.

Achte auf diese kleinen, aber bedeutungsvollen Zeichen und versuche, die Botschaften zu entschlüsseln, die deine Katze durch ihr Verhalten am Napf übermittelt. Vielleicht möchte sie, dass du dich selbst besser um dich kümmerst oder dass du eine gewisse Routine in deinem Leben änderst. Deine Katze ist dein spiritueller Spiegel, und ihr Napf ist das Fenster zu ihren Gedanken über dich.

Das Ritual des Fütterns – Eine tägliche Segnung

Das Füttern deiner Katze ist nicht nur ein alltäglicher Akt – es ist ein Ritual, das du als tägliche Segnung betrachten kannst. Nimm dir einen Moment Zeit, um dich auf den Napf zu konzentrieren, bevor du ihn füllst. Sprich eine kleine Affirmation oder ein Gebet, um das Futter energetisch aufzuladen und deiner Katze deine Liebe und Dankbarkeit zu zeigen.

Indem du das Füttern als spirituelles Ritual zelebrierst, kannst du die Energie in deinem Zuhause positiv beeinflussen und die Beziehung zu deiner Katze stärken. Deine Katze wird diese positive Energie spüren und sich noch mehr geliebt und geschätzt fühlen. Denke daran: Ein glücklicher Napf ist ein glückliches Herz – für dich und für deine Katze.

Schlussgedanke des Kapitels

Katzenguru: Weisheit auf vier Pfoten!

Der Katzennapf ist mehr als nur ein Ort, an dem Futter serviert wird – er ist ein Spiegel deiner Seele und ein Kommunikationsmittel, durch das deine Katze dir mitteilt, was sie wirklich über dich denkt. Indem du achtsam und liebevoll mit dem Napf umgehst und das Füttern als spirituelles Ritual zelebrierst, kannst du eine tiefere Verbindung zu deiner Katze und zu dir selbst aufbauen. Denke daran: Ein Napf voller Liebe nährt nicht nur den Körper, sondern auch die Seele.

Miau und guten Appetit!

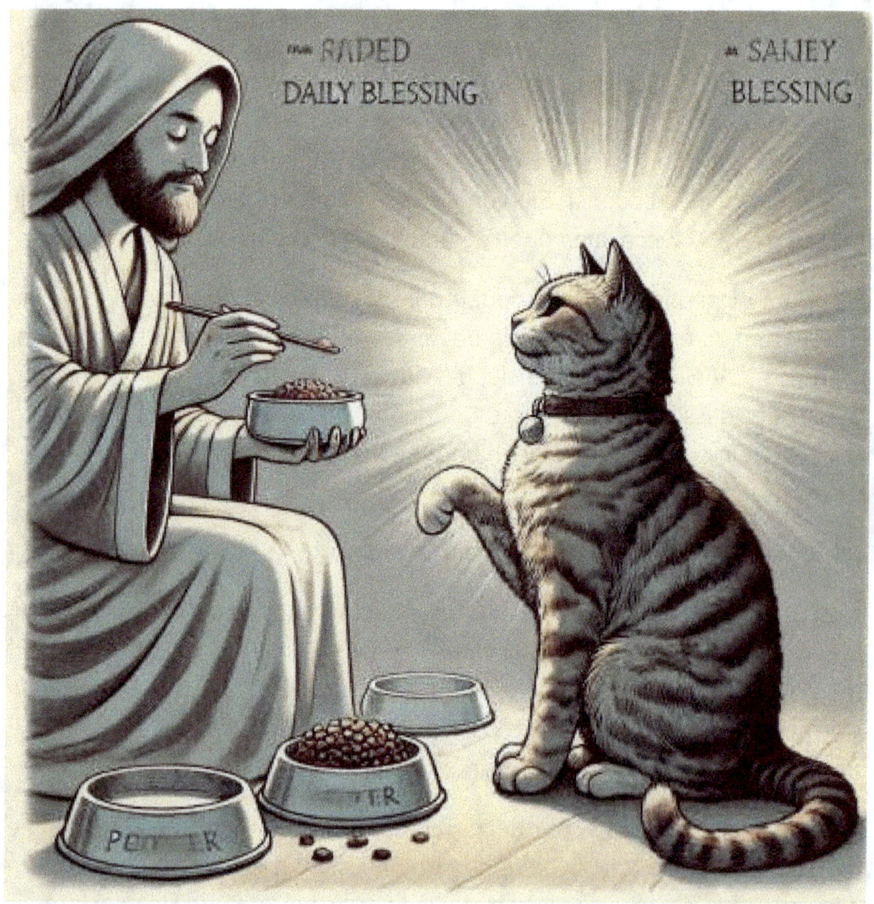

Kapitel 19: Katzen und die vier Elemente – Eine Reise durch Feuer, Wasser, Erde und Luft

Katzen sind nicht nur Meister der Balance und Anmut – sie sind auch tief mit den vier Elementen der Natur verbunden: Feuer, Wasser, Erde und Luft. Jedes Element beeinflusst das Verhalten und die Persönlichkeit deiner Katze auf einzigartige Weise. In diesem Kapitel erkunden wir, wie du herausfinden kannst, welches Element deine Katze repräsentiert und wie du dieses Wissen nutzen kannst, um ihre spirituelle Entwicklung zu fördern.

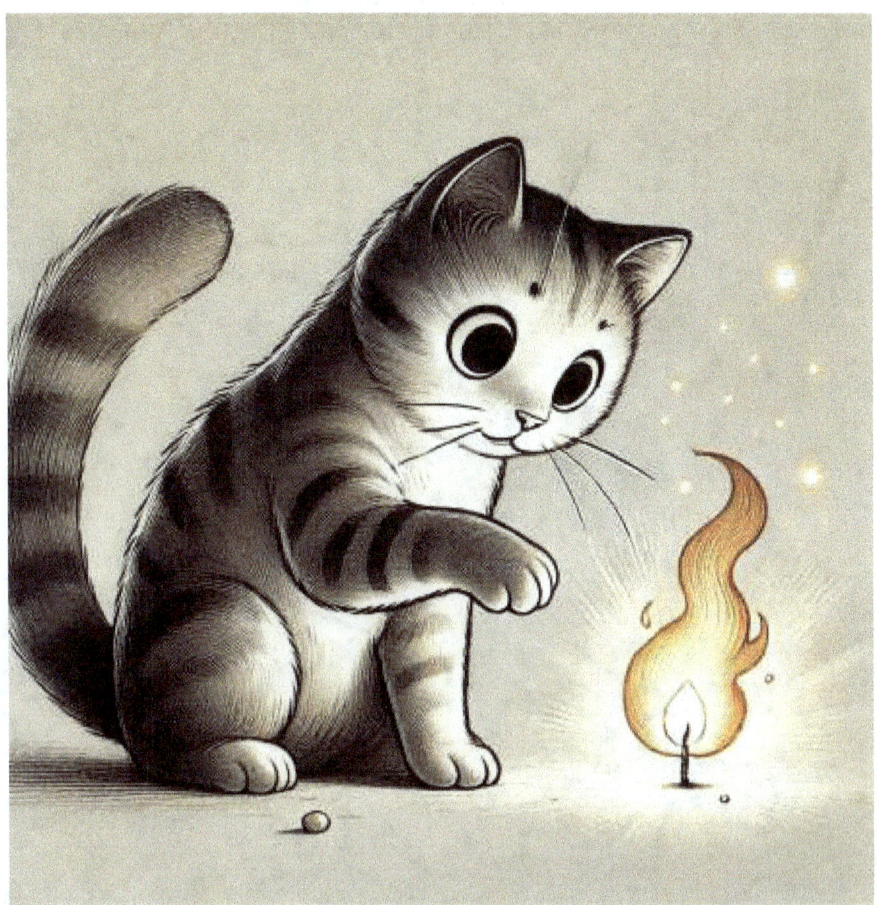

Das Element Feuer – Die leidenschaftliche Katze

Feuer steht für Leidenschaft, Energie und Tatkraft. Katzen, die vom Element Feuer beeinflusst werden, sind oft temperamentvoll, mutig und voller Lebensfreude. Sie lieben es, sich zu bewegen, zu jagen und ihre Umgebung zu erkunden. Diese Katzen sind die geborenen Abenteurer und Anführer – sie haben keine Angst vor Herausforderungen und wissen genau, was sie wollen.

Um das Element Feuer in deiner Katze zu unterstützen, solltest du ihr viele Möglichkeiten geben, sich auszutoben und ihre Energie freizusetzen. Spielzeug, das sie jagen kann, Klettermöglichkeiten und regelmäßige Spieleinheiten sind ideal, um ihre feurige Natur zu nähren. Achte jedoch darauf, dass sie auch genug Ruhepausen hat, um nicht auszubrennen – wie jedes Feuer braucht auch deine Katze eine Balance zwischen Aktivität und Erholung.

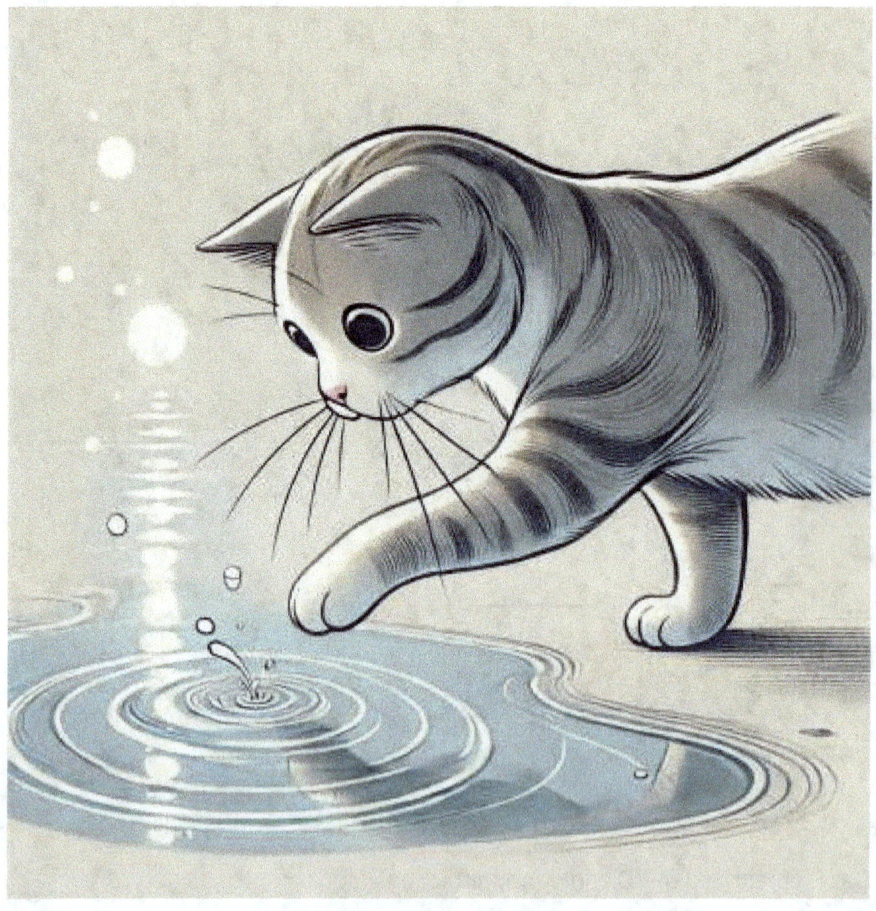

Das Element Wasser – Die intuitive Katze

Wasser steht für Intuition, Gefühle und Anpassungsfähigkeit. Katzen, die vom Element Wasser beeinflusst werden, sind oft sensibel, ruhig und einfühlsam. Sie haben eine starke Verbindung zu ihren Emotionen und spüren die Stimmungen ihrer Umgebung. Diese Katzen sind die geborenen Heiler und Gefährten – sie wissen instinktiv, wann du Trost oder Unterstützung brauchst.

Um das Element Wasser in deiner Katze zu unterstützen, solltest du ihr einen ruhigen und sicheren Rückzugsort bieten, an dem sie sich entspannen und ihre Emotionen verarbeiten kann. Ein plätschernder Zimmerbrunnen oder eine sanfte Spieluhr können beruhigend auf sie wirken und ihr helfen, in Einklang mit ihren Gefühlen zu bleiben. Achte darauf, dass sie Zugang zu frischem Wasser hat und vielleicht sogar die Möglichkeit, mit Wasser zu spielen – viele Katzen lieben es, mit Wasser zu interagieren und ihre wässrige Natur auszuleben.

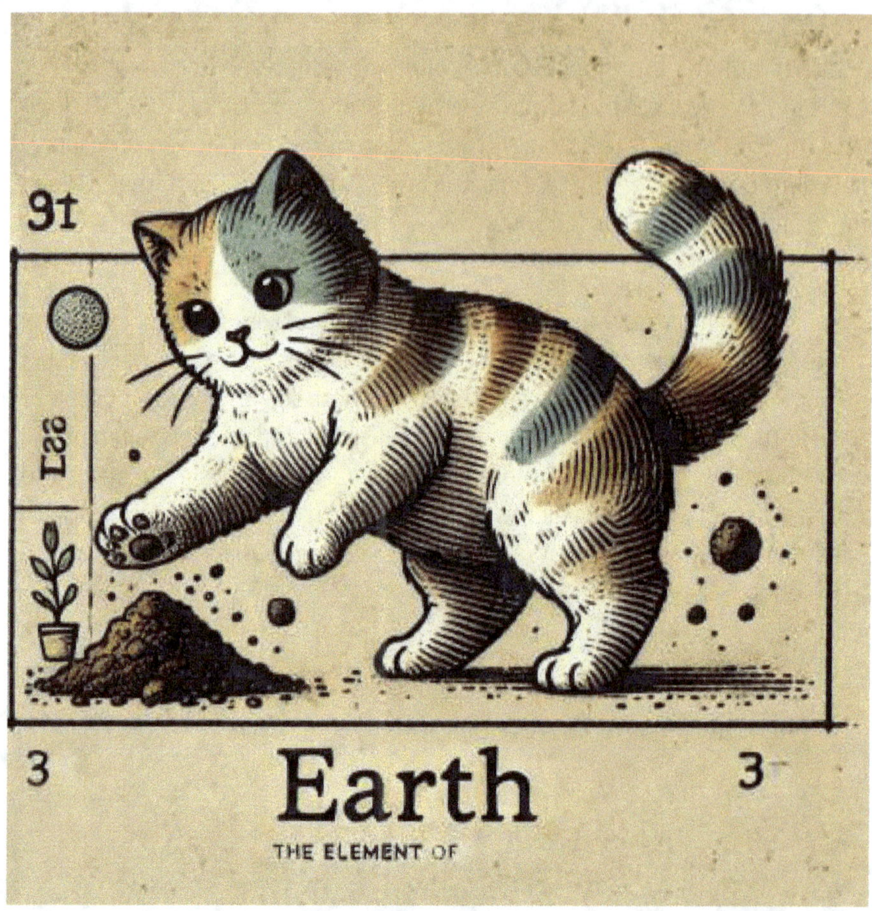

Das Element Erde – Die bodenständige Katze

Erde steht für Stabilität, Sicherheit und Beständigkeit. Katzen, die vom Element Erde beeinflusst werden, sind oft gelassen, ausgeglichen und geduldig. Sie schätzen Routine und Verlässlichkeit und sind die geborenen Wächter deines Zuhauses. Diese Katzen sind die Seelenverwandten, die dir das Gefühl von Sicherheit und Geborgenheit vermitteln.

Um das Element Erde in deiner Katze zu unterstützen, solltest du ihr eine stabile Umgebung bieten, in der sie sich sicher und geborgen fühlt. Ein gemütlicher Schlafplatz, regelmäßige Fütterungszeiten und eine klare Routine helfen ihr, sich zu entspannen und in ihrer Mitte zu bleiben. Vielleicht möchtest du auch Pflanzen in deinem Zuhause haben, die das Element Erde verstärken und eine beruhigende Atmosphäre schaffen.

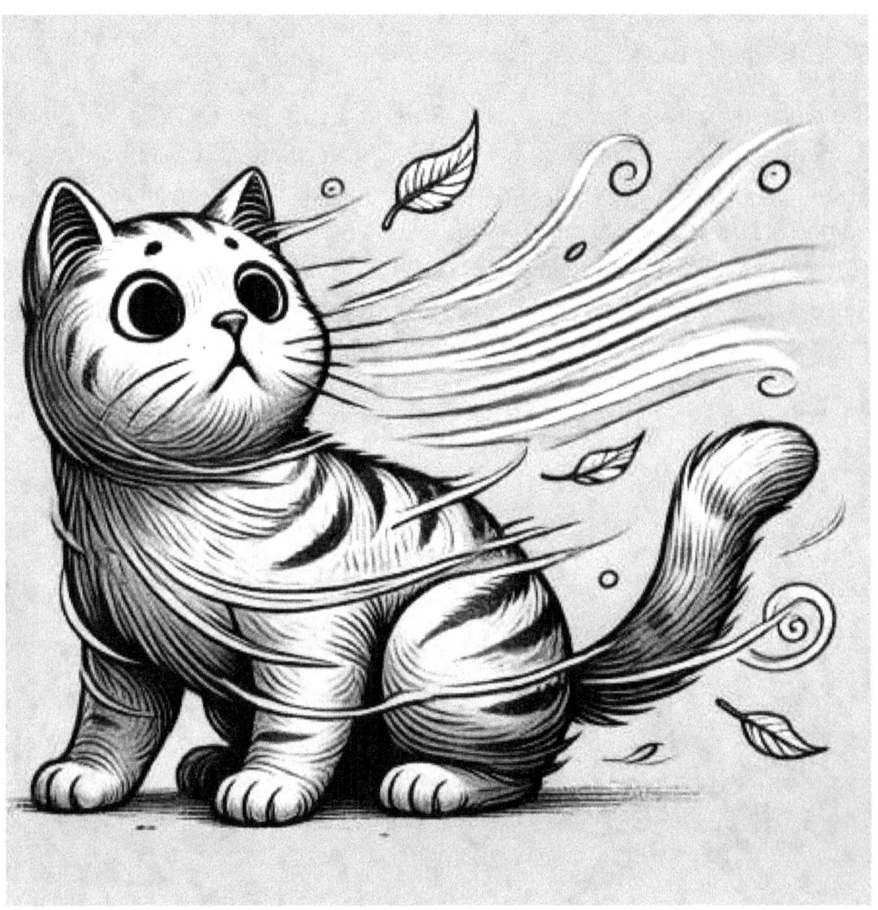

Das Element Luft – Die neugierige Katze

Luft steht für Freiheit, Intellekt und Kommunikation. Katzen, die vom Element Luft beeinflusst werden, sind oft neugierig, verspielt und kommunikativ. Sie lieben es, neue Dinge zu entdecken, mit dir zu „sprechen" und ihre Umgebung zu erkunden. Diese Katzen sind die Denker und Redner – sie haben eine unersättliche Neugier und sind immer auf der Suche nach neuen Abenteuern.

Um das Element Luft in deiner Katze zu unterstützen, solltest du ihr viele geistige Anregungen bieten. Intelligentes Spielzeug, Puzzle-Feeder und interaktive Spiele sind ideal, um ihren Verstand zu fordern und ihre Neugier zu stillen. Achte darauf, dass sie genug Freiheit hat, um ihre Umgebung zu erkunden und neue Dinge zu entdecken – eine offene Tür oder ein sicherer Balkon können ihr helfen, ihre luftig-freie Natur auszuleben.

Schlussgedanke des Kapitels

Die vier Elemente – Feuer, Wasser, Erde und Luft – sind tief in der Natur deiner Katze verwurzelt und beeinflussen ihr Verhalten, ihre Persönlichkeit und ihre spirituelle Entwicklung. Indem du herausfindest, welches Element deine Katze repräsentiert und wie du dieses Element in ihrem Alltag unterstützen kannst, kannst du ihre innere Balance fördern und ihre spirituelle Reise begleiten. Denke daran: Deine Katze ist ein Teil der Natur, und die Elemente sind der Schlüssel zu ihrem wahren Wesen.

Miau und elementare Grüße!

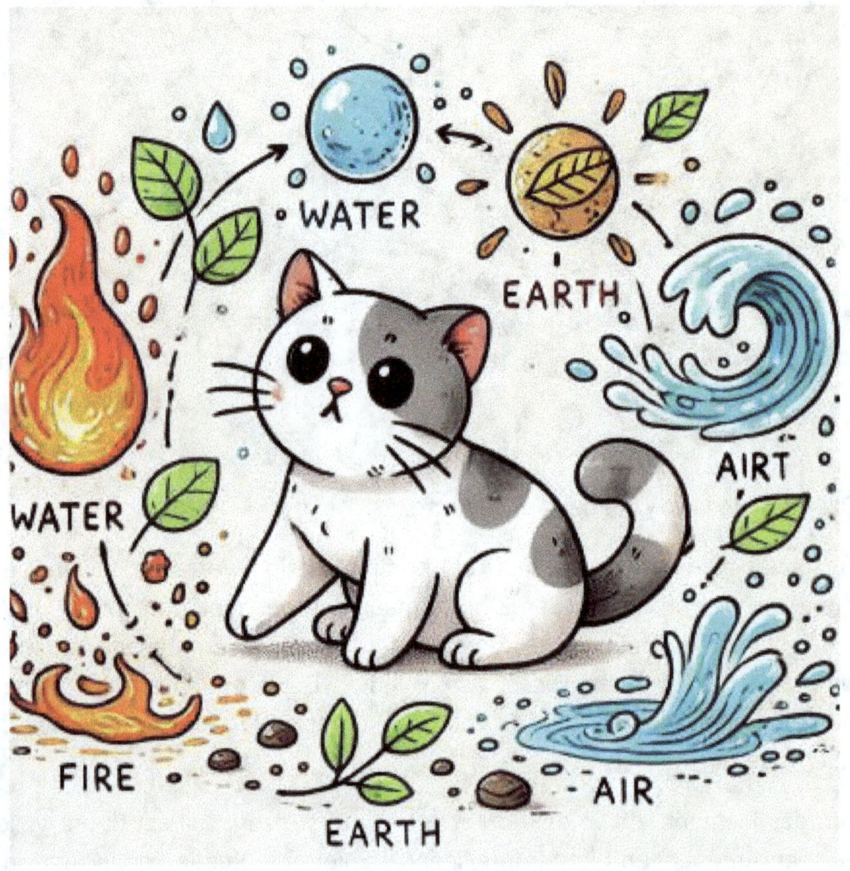

Kapitel 20: Katzen und die Mondzyklen – Wie dein Haustier mit dem Kosmos tanzt

Der Mond hat seit jeher eine mächtige Wirkung auf die Erde und ihre Bewohner – und das schließt auch Katzen ein. Diese geheimnisvollen Kreaturen scheinen eine besondere Verbindung zu den Mondzyklen zu haben, die ihr Verhalten und ihre Stimmung beeinflusst. In diesem Kapitel erforschen wir, wie du die Mondphasen nutzen kannst, um die spirituelle Energie deiner Katze zu verstärken und gemeinsam mit ihr die Zyklen des Mondes zu feiern.

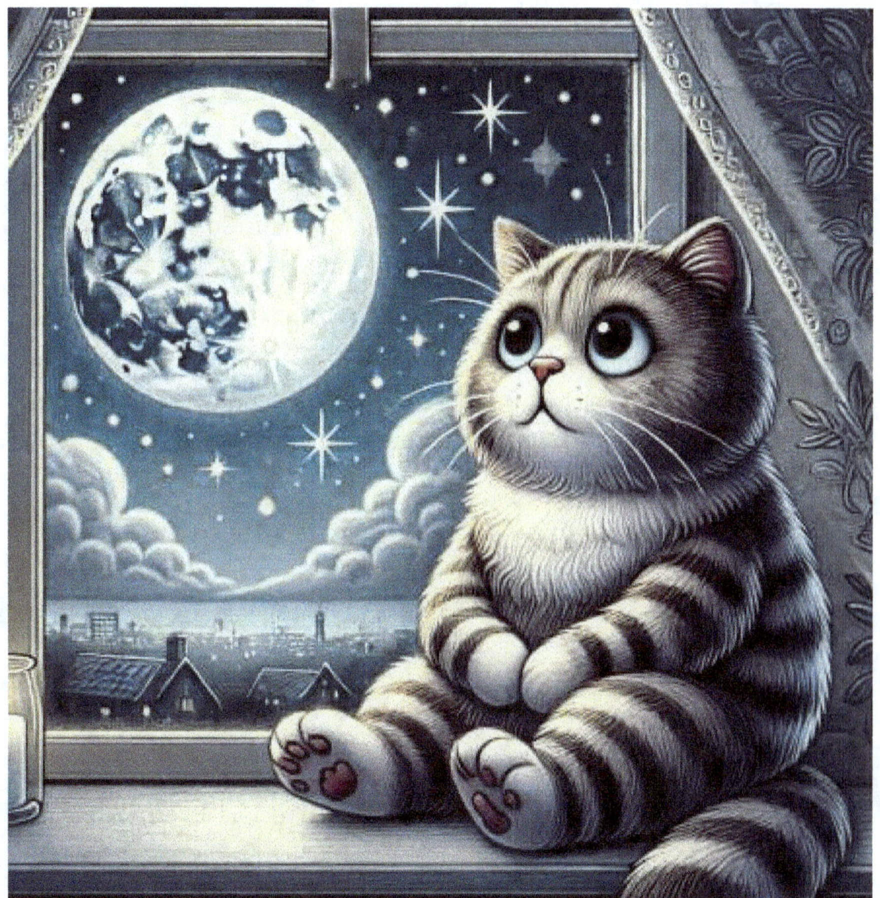

Die Wirkung der Mondphasen auf Katzen

Katzen sind von Natur aus empfindlich gegenüber den energetischen Veränderungen, die mit den Mondphasen einhergehen. Der Vollmond, der Neumond und die Phasen dazwischen beeinflussen das Verhalten, die Stimmung und die spirituelle Praxis deiner Katze auf subtile, aber tiefgreifende Weise.

- **Vollmond:** Der Vollmond verstärkt die Energie und Intensität deiner Katze. Sie könnte in dieser Zeit besonders aktiv, verspielt oder sogar unruhig sein. Dies ist eine gute Zeit, um gemeinsam energetische Rituale durchzuführen oder ihre spirituelle Praxis zu vertiefen.

- **Neumond:** Der Neumond ist eine Zeit der Ruhe und Erneuerung. Deine Katze könnte sich in dieser Phase mehr zurückziehen und ihre Ruhe suchen. Nutze diese Zeit, um ihr einen ruhigen Rückzugsort zu bieten und ihre Energie zu regenerieren.

- **Zunehmender Mond:** Während der zunehmenden Mondphase sammelt deine Katze Energie und bereitet sich auf neue Projekte oder Abenteuer vor. Dies ist eine gute Zeit, um neue Spielzeuge oder Aktivitäten einzuführen, die ihre Neugier und ihren Geist anregen.

- **Abnehmender Mond:** In der abnehmenden Mondphase könnte deine Katze entspannter und gelassener sein, während sie ihre Energie abbaut und sich auf den nächsten Neumond vorbereitet. Nutze diese Zeit, um alte Muster oder Gewohnheiten loszulassen und Platz für Neues zu schaffen.

Rituale zur Mondverehrung mit deiner Katze

Katzen haben eine natürliche Affinität zum Mond, und du kannst diese Verbindung stärken, indem du gemeinsam mit ihr Mondrituale durchführst. Hier sind einige Ideen für Rituale, die du zu den verschiedenen Mondphasen durchführen kannst:

- **Vollmondritual:** Zünde eine Kerze an und lade deine Katze ein, sich zu dir zu setzen. Meditiert gemeinsam über die Energie des Vollmonds und visualisiert, wie seine Strahlen eure Energiefelder reinigen und aufladen. Du kannst auch eine Schale mit Wasser in den Mondschein stellen und es später als „Mondwasser" verwenden, um deinen Wohnraum energetisch zu reinigen.

- **Neumondritual:** Schaffe eine ruhige, friedliche Atmosphäre, in der sich deine Katze zurückziehen und entspannen kann. Nutze diese Zeit, um über Neuanfänge nachzudenken und Visualisierungen durchzuführen, die neue Projekte oder Ziele unterstützen. Vielleicht möchtest du auch ein kleines Manifestationsritual durchführen, bei dem du deine Wünsche für den kommenden Mondzyklus festhältst.

- **Mondphasenmeditation:** Achte auf die aktuelle Mondphase und führe eine Meditation durch, die zu dieser Phase passt. Beobachte, wie sich die Energie deiner Katze in dieser Zeit verändert, und stimme deine Meditation auf ihre Schwingungen ab. Dies kann dir helfen, eine tiefere Verbindung zum Mond und zu deiner Katze aufzubauen.

Die Magie des Mondlichts nutzen

Katzen lieben es, im Mondlicht zu baden – es ist, als ob sie die magische Energie des Mondes in sich aufnehmen und sie in ihre spirituelle Praxis integrieren. Du kannst diese Liebe zum Mondlicht unterstützen, indem du deine Katze bei Vollmond oder bei klarem Himmel nach draußen lässt (natürlich in einer sicheren Umgebung) oder indem du ihr Zugang zu einem Fenster mit Mondlicht gewährst.

Vielleicht möchtest du auch eine spezielle „Mondliege" für deine Katze einrichten, auf der sie sich im Mondschein entspannen kann. Diese Liege könnte mit weichen Decken, Kissen und Kristallen ausgestattet sein, die die Energie des Mondes verstärken und deiner Katze helfen, ihre Verbindung zum Kosmos zu vertiefen.

Schlussgedanke des Kapitels

Katzen und der Mond sind auf geheimnisvolle Weise miteinander verbunden – die Mondzyklen beeinflussen ihre Energie, ihr Verhalten und ihre spirituelle Praxis. Indem du die Mondphasen nutzt und gemeinsam mit deiner Katze Mondrituale durchführst, kannst du ihre spirituelle Reise unterstützen und eure Verbindung zum Kosmos vertiefen. Denke daran: Der Mond ist mehr als nur ein Himmelskörper – er ist ein mächtiger Verbündeter auf eurer gemeinsamen spirituellen Reise.

Miau und mondvolle Grüße!

Kapitel 21: Der geheimnisvolle Katzenschlaf – Ein Portal zu anderen Welten

Katzen schlafen viel – sehr viel. Doch was passiert eigentlich, wenn deine Katze friedlich schlummert? Könnte es sein, dass sie nicht nur Energie tankt, sondern auch in andere Welten reist? In diesem Kapitel tauchen wir in die geheimnisvolle Welt des Katzenschlafs ein und erkunden die Möglichkeit, dass deine Katze durch ihre Träume Zugang zu anderen Dimensionen erhält.

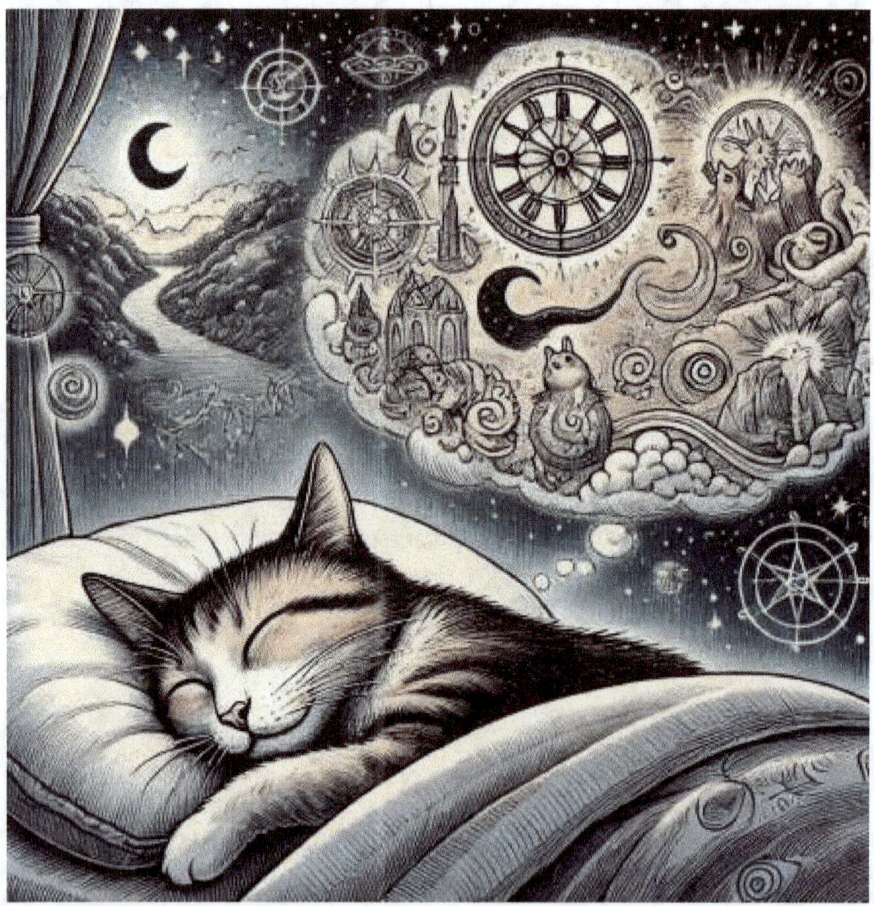

Der Schlaf als spirituelle Praxis

Schlaf ist für Katzen mehr als nur eine Pause vom Wachsein – er ist eine spirituelle Praxis, bei der sie ihre Energien regenerieren und sich mit höheren Dimensionen verbinden. Katzen können im Schlaf tief in ihre eigene innere

Welt eintauchen und dabei Botschaften und Weisheiten aus dem Universum empfangen.

Wenn deine Katze schläft, könnte sie tatsächlich in eine andere Dimension reisen, um dort zu lernen, zu heilen oder einfach nur zu erkunden. Diese Reisen sind Teil ihrer spirituellen Entwicklung und helfen ihr, ihre Verbindung zum Kosmos zu stärken. Es ist, als ob ihre Träume ein Portal zu anderen Welten sind, durch das sie Zugang zu Wissen und Weisheit erhält, die ihr im Wachzustand verborgen bleiben.

Die Bedeutung der Schlafpositionen

Katzen haben eine Vielzahl von Schlafpositionen – jede mit ihrer eigenen Bedeutung und energetischen Wirkung. Hier sind einige der häufigsten Schlafpositionen und was sie bedeuten könnten:

- **Die zusammengerollte Position:** In dieser Position schützt sich deine Katze vor der Außenwelt und bewahrt ihre Energie. Sie ist in einen Zustand der Selbstfürsorge und Heilung eingetreten, in dem sie sich regeneriert und ihre inneren Energien ausgleicht.

- **Die ausgestreckte Position:** Wenn deine Katze sich ausgestreckt hinlegt, ist sie offen und empfänglich für die Energien um sie herum. Sie könnte sich in einem Zustand des Vertrauens und der Entspannung befinden, in dem sie bereit ist, sich mit höheren Dimensionen zu verbinden.

- **Der Kopf auf den Pfoten:** Diese Position zeigt, dass deine Katze in einem Zustand der Wachsamkeit ist, auch wenn sie schläft. Sie bleibt mit der physischen Welt verbunden, während sie gleichzeitig in die spirituelle Welt eintaucht. Sie ist bereit, auf energetische Veränderungen zu reagieren und ihre spirituelle Reise fortzusetzen.

- **Der „Superkatzen"-Schlaf (auf dem Rücken):** Wenn deine Katze auf dem Rücken schläft, ist sie in einem Zustand völliger Hingabe und Vertrauen. Sie öffnet sich dem Universum und nimmt die Energien des Kosmos in sich auf. Dies ist eine besonders kraftvolle Position, die zeigt, dass deine Katze tief in ihre spirituelle Praxis eingetaucht ist.

Die Verbindung zwischen Katzenschlaf und spirituellen Führern

Viele glauben, dass Katzen im Schlaf nicht nur in andere Welten reisen, sondern auch mit spirituellen Führern oder Ahnen kommunizieren. Diese Begegnungen können ihrer spirituellen Entwicklung dienen und ihnen helfen, Weisheit und Schutz für sich und ihr Zuhause zu erhalten.

Wenn deine Katze im Schlaf besonders ruhig und friedlich wirkt, könnte sie gerade eine solche Begegnung erleben. Du könntest diese Verbindung unterstützen, indem du einen speziellen Platz für deine Katze einrichtest, an dem sie ungestört schlafen und sich mit ihren spirituellen Führern verbinden kann. Vielleicht möchtest du auch ein Schutzamulett oder einen Kristall in der Nähe ihres Schlafplatzes platzieren, um die Verbindung zu verstärken und ihr Schutz zu bieten.

Der Einfluss von Träumen auf das Verhalten deiner Katze

Die Träume deiner Katze könnten nicht nur ihre spirituelle Entwicklung beeinflussen, sondern auch ihr Verhalten im Wachzustand. Wenn deine Katze nach einem langen Schlaf besonders aufgeregt oder nachdenklich wirkt, könnte das ein Zeichen dafür sein, dass sie in ihren Träumen etwas Wichtiges erlebt hat.

Achte darauf, wie sich das Verhalten deiner Katze nach dem Schlafen verändert, und versuche, diese Veränderungen zu interpretieren. Vielleicht hat sie eine Botschaft für dich mitgebracht oder eine neue Einsicht gewonnen, die ihr helfen kann, ihre spirituelle Praxis zu vertiefen.

Schlussgedanke des Kapitels

Der Schlaf deiner Katze ist mehr als nur eine Ruhepause – er ist ein Portal zu anderen Welten, durch das sie Zugang zu Weisheit und Wissen erhält, die ihr im Wachzustand verborgen bleiben. Indem du den Schlaf deiner Katze respektierst und unterstützt, kannst du ihre spirituelle Reise fördern und eine tiefere Verbindung zu ihr und zum Kosmos aufbauen. Denke daran: Die nächste große Entdeckung könnte genau jetzt im Traum deiner Katze stattfinden!

Miau und süße Träume!

Kapitel 22: Katzen und der innere Frieden – Meditieren mit deinem pelzigen Guru

Katzen sind die Meister der Gelassenheit. Während wir Menschen uns oft in Stress und Hektik verlieren, scheint deine Katze immer den inneren Frieden zu bewahren, egal was um sie herum geschieht. In diesem Kapitel lernst du, wie du von der tiefen Gelassenheit deiner Katze lernen und deinen eigenen inneren Frieden finden kannst. Entdecke einfache Meditationsübungen, die du mit deiner Katze teilen kannst, und wie du ihre Weisheit in deinen Alltag integrierst.

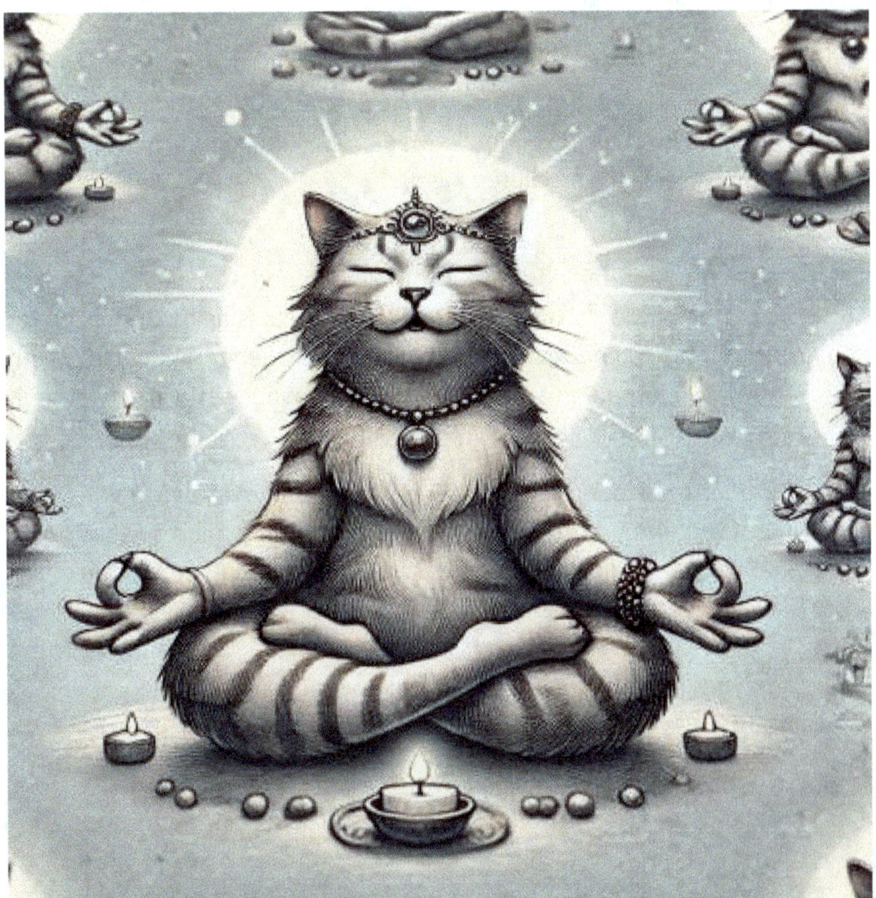

Der innere Frieden deiner Katze

Katzen haben eine bemerkenswerte Fähigkeit, im Moment zu leben und sich nicht von den Sorgen und Ängsten des Alltags überwältigen zu lassen. Sie wissen instinktiv, wie wichtig es ist, sich Zeit für Ruhe und Entspannung zu nehmen, und sie tun dies mit einer Anmut und Gelassenheit, die wir alle bewundern können.

Der innere Frieden deiner Katze ist das Ergebnis ihrer natürlichen Verbindung zur Natur und ihrem tiefen Verständnis der Notwendigkeit von Balance. Sie weiß, wann es Zeit ist, zu spielen, wann es Zeit ist, zu jagen, und wann es Zeit ist, sich einfach nur hinzulegen und zu schnurren. Diese Fähigkeit, sich dem Fluss des Lebens hinzugeben, ist etwas, das wir alle von unseren pelzigen Gurus lernen können.

Meditieren mit deiner Katze

Meditation ist eine wunderbare Praxis, die dir helfen kann, deinen eigenen inneren Frieden zu finden und die Weisheit deiner Katze in dein Leben zu integrieren. Hier sind einige einfache Meditationsübungen, die du gemeinsam mit deiner Katze ausprobieren kannst:

- **Atemmeditation:** Setze dich in die Nähe deiner Katze und konzentriere dich auf deinen Atem. Atme tief ein und aus, während du beobachtest, wie sich dein Körper entspannt. Lass deine Gedanken los und bringe deine Aufmerksamkeit immer wieder zu deinem Atem zurück. Achte darauf, wie ruhig und entspannt deine Katze ist, und lasse dich von ihrer Gelassenheit inspirieren.

- **Schnurrmeditation:** Wenn deine Katze schnurrt, lege deine Hand sanft auf ihren Körper und spüre die Vibrationen ihres Schnurrens. Konzentriere dich auf das rhythmische Geräusch und lass es in deinen eigenen Körper fließen. Dieses Schnurren hat eine beruhigende und heilende Wirkung und kann dir helfen, deinen Geist zu beruhigen und in einen Zustand tiefer Entspannung zu gelangen.

- **Beobachtungsmeditation:** Setze dich in die Nähe deiner Katze und beobachte einfach, was sie tut. Sie könnte schlafen, spielen oder einfach nur in die Ferne starren. Lass dich von ihrem Verhalten inspirieren und versuche, ihre Gelassenheit und Achtsamkeit in deinem eigenen Leben nachzuahmen. Diese einfache Übung kann dir helfen, den Moment zu schätzen und dich wieder mit deinem inneren Frieden zu verbinden.

Die Weisheit des Schnurrens

Das Schnurren deiner Katze ist nicht nur ein Zeichen von Zufriedenheit – es ist auch eine Form der Meditation, die dir helfen kann, deinen eigenen inneren Frieden zu finden. Das rhythmische Schnurren hat eine beruhigende Wirkung auf das Nervensystem und kann Stress und Angst reduzieren.

Wenn du dich gestresst oder überfordert fühlst, nimm dir einen Moment Zeit, um das Schnurren deiner Katze zu hören. Schließe die Augen und lass dich von den Vibrationen durchdringen. Dieses einfache Ritual kann dir helfen, dich zu entspannen und deine Gedanken zu klären. Du wirst feststellen, dass das Schnurren deiner Katze eine kraftvolle Quelle des inneren Friedens ist, die du jederzeit anzapfen kannst.

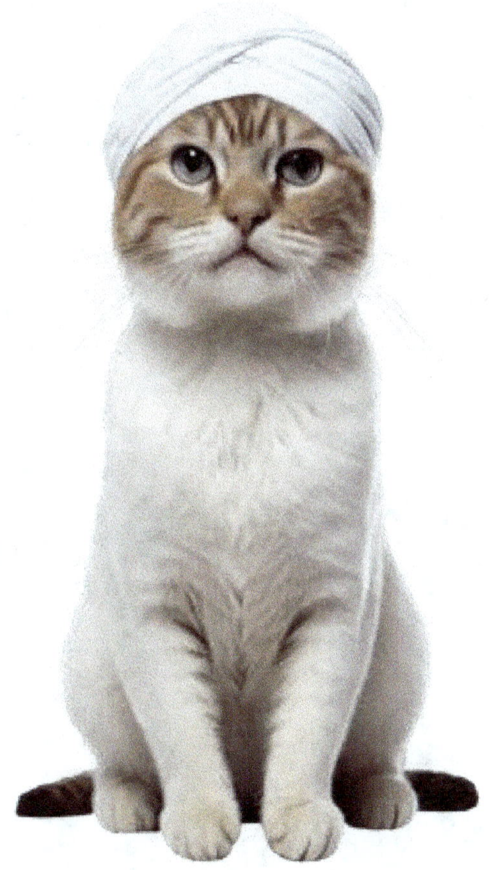

Die Kunst der Gelassenheit

Katzen wissen, wie wichtig es ist, sich nicht von den kleinen Widrigkeiten des Lebens aus der Ruhe bringen zu lassen. Sie verstehen, dass das Leben in einem Zustand der Gelassenheit und des inneren Friedens viel angenehmer ist. Du kannst diese Weisheit in dein eigenes Leben integrieren, indem du lernst, loszulassen und dich dem Fluss des Lebens hinzugeben.

Wenn du das nächste Mal in einer stressigen Situation bist, denke an deine Katze und wie ruhig und gelassen sie in solchen Momenten bleibt. Versuche, ihre Haltung zu imitieren, und erinnere dich daran, dass auch du die Fähigkeit hast, dich zu entspannen und den Moment zu genießen.

Schlussgedanke des Kapitels

Die Weisheit deiner Katze kann dir helfen, deinen eigenen inneren Frieden zu finden und eine tiefere Verbindung zu dir selbst und zur Welt um dich herum aufzubauen. Indem du die Gelassenheit und Achtsamkeit deiner Katze in deinen Alltag integrierst und gemeinsame Meditationspraktiken entwickelst, kannst du dein Leben harmonischer und erfüllter gestalten. Denke daran: Deine Katze ist mehr als nur ein Haustier – sie ist dein spiritueller Lehrer und dein Wegweiser zum inneren Frieden.

Miau und gelassene Grüße!

Katzenguru: Weisheit auf vier Pfoten!

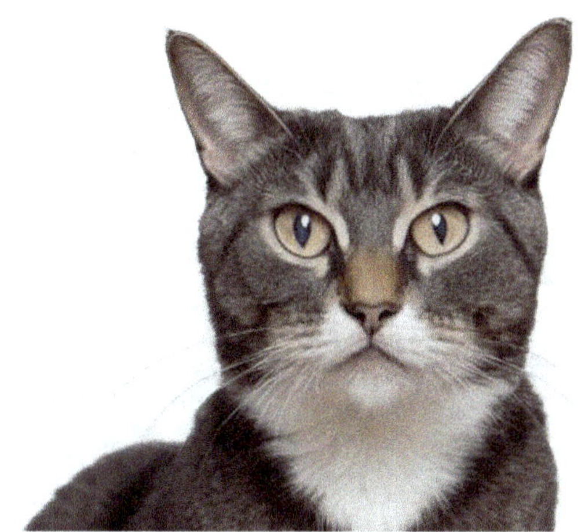

Kapitel 23: Der schützende Katzenblick – Wächter des Hauses und der Seele

Es gibt kaum etwas Intensiveres als den Blick einer Katze. Diese Augen, die alles zu durchdringen scheinen, haben eine Kraft, die weit über das hinausgeht, was wir mit bloßem Auge erkennen können. In diesem Kapitel erfährst du, wie du den schützenden Blick deiner Katze bewusst einsetzt, um dein Zuhause vor negativen Einflüssen zu bewahren und Harmonie in deinem Leben zu schaffen.

Die Macht des Katzenblicks

Katzenaugen sind nicht nur schön – sie sind auch mächtige Werkzeuge der spirituellen Wahrnehmung. Deine Katze kann mit ihrem Blick Dinge sehen, die dir verborgen bleiben, und sie nutzt diese Fähigkeit, um dein Zuhause energetisch zu schützen. Wenn sie starr in eine Ecke blickt oder einem scheinbar unsichtbaren Objekt folgt, könnte sie in Wirklichkeit Energien wahrnehmen, die du nicht sehen kannst.

Der Blick deiner Katze hat die Kraft, negative Energien zu durchdringen und zu neutralisieren. Es wird oft gesagt, dass Katzen in der Lage sind, böse Geister oder unerwünschte Energien zu vertreiben, einfach indem sie sie anstarren. Ihr Blick fungiert wie ein energetischer Schild, der dein Zuhause schützt und dafür sorgt, dass nur positive Schwingungen in deinem Lebensraum verbleiben.

Wie du den schützenden Katzenblick bewusst einsetzen kannst

Du kannst den schützenden Blick deiner Katze bewusst nutzen, um dein Zuhause energetisch zu reinigen und zu schützen. Hier sind einige einfache Schritte, die du ausprobieren kannst:

- **Beobachte den Blick deiner Katze:** Achte darauf, wo deine Katze hinschaut und wie sie auf bestimmte Bereiche deines Zuhauses reagiert. Wenn sie besonders intensiv auf einen bestimmten Ort blickt, könnte dies ein Hinweis darauf sein, dass dort eine energetische Störung vorliegt. Du kannst diese Informationen nutzen, um energetische Reinigungen oder Schutzrituale durchzuführen.

- **Lade deine Katze ein, Schutzaufgaben zu übernehmen:** Sprich mit deiner Katze und lade sie ein, als Wächterin deines Zuhauses zu fungieren. Du könntest ein kleines Ritual durchführen, bei dem du ihr dankst und sie bittest, ihr schützendes Auge über dein Zuhause zu wachen. Achte darauf, wie sie darauf reagiert – Katzen verstehen oft mehr, als wir ihnen zutrauen.

- **Schaffe schützende Orte in deinem Zuhause:** Deine Katze könnte bestimmte Orte in deinem Zuhause bevorzugen, die sie als besonders schützend empfindet. Achte darauf, diese Orte sauber und frei von Unordnung zu halten, damit die Energie dort ungehindert fließen kann. Du könntest auch Schutzsymbole, Amulette oder Kristalle in der Nähe dieser Orte platzieren, um die schützende Energie zu verstärken.

Der Katzenblick als energetische Reinigung

Der Blick deiner Katze kann auch als energetische Reinigung genutzt werden. Wenn du das Gefühl hast, dass in deinem Zuhause negative Energien herrschen, lade deine Katze ein, sich in dem betroffenen Bereich niederzulassen und ihre Augen auf den Raum zu richten. Ihre Fähigkeit, Energien zu durchdringen und zu neutralisieren, kann dazu beitragen, die Atmosphäre zu reinigen und wieder ins Gleichgewicht zu bringen.

Du kannst diesen Prozess unterstützen, indem du selbst bewusst Energie in den Raum sendest. Visualisiere, wie das Licht aus den Augen deiner Katze den Raum durchdringt und alle negativen Energien auflöst. Gemeinsam könnt ihr eine kraftvolle Energiequelle schaffen, die dein Zuhause reinigt und schützt.

Die Bedeutung des Augenkontakts mit deiner Katze

Der Augenkontakt mit deiner Katze ist mehr als nur ein Zeichen von Zuneigung – es ist eine tiefe, energetische Verbindung. Wenn du in die Augen deiner Katze schaust, kannst du ihre Weisheit und ihre schützende Kraft spüren. Dieser Moment des Augenkontakts kann dir helfen, deine eigene Energie zu klären und deine Verbindung zu deiner Katze zu vertiefen.

Nimm dir Zeit, um bewusst in die Augen deiner Katze zu schauen und die Energie zwischen euch beiden zu spüren. Du wirst feststellen, dass ihr Blick eine beruhigende und schützende Wirkung auf dich hat. Diese energetische Verbindung kann dir helfen, dich sicherer und ausgeglichener zu fühlen.

Schlussgedanke des Kapitels

Der Blick deiner Katze ist nicht nur ein hübsches Gesicht mit großen Augen – es ist ein mächtiges Werkzeug der spirituellen Wahrnehmung und des Schutzes. Indem du den schützenden Blick deiner Katze bewusst einsetzt und ihre Fähigkeit zur energetischen Reinigung und Harmonisierung anerkennst, kannst du dein Zuhause und dein Leben vor negativen Einflüssen bewahren. Denke daran: Deine Katze ist nicht nur ein Haustier – sie ist dein Wächter, dein Beschützer und deine spirituelle Begleiterin.

Miau und schützende Grüße!

Kapitel 24: Katzen und das dritte Auge – Eine Reise in die spirituelle Wahrnehmung

Katzen sind von Natur aus spirituelle Wesen, und viele glauben, dass sie ein „drittes Auge" haben, das ihnen ermöglicht, jenseits der physischen Welt zu sehen. In diesem Kapitel erkunden wir die spirituelle Fähigkeit deiner Katze, mit ihrem dritten Auge zu sehen, und wie du diese Fähigkeit nutzen kannst, um tiefere Einsichten und spirituelle Erfahrungen zu gewinnen.

Das dritte Auge deiner Katze

Das dritte Auge, auch als Stirnchakra bekannt, ist das Zentrum der Intuition und spirituellen Wahrnehmung. Bei Katzen ist dieses Chakra besonders stark ausgeprägt, was ihnen ermöglicht, Energien und Wesen wahrzunehmen, die für uns unsichtbar sind. Katzen können durch ihr drittes Auge in andere Dimensionen blicken und Informationen aus dem spirituellen Bereich empfangen.

Wenn deine Katze plötzlich in die Luft starrt oder scheinbar ins Leere blickt, könnte sie tatsächlich etwas sehen, das für dich unsichtbar ist. Sie könnte energetische Felder, Geister oder andere Wesenheiten wahrnehmen, die sich in ihrem Umfeld befinden. Diese Fähigkeit macht sie zu ausgezeichneten spirituellen Begleitern, die dir helfen können, die unsichtbaren Aspekte der Welt zu verstehen.

Die Aktivierung des dritten Auges deiner Katze

Du kannst die spirituelle Wahrnehmung deiner Katze unterstützen, indem du ihr drittes Auge aktivierst und stärkst. Hier sind einige Möglichkeiten, wie du dies tun kannst:

- **Energetische Reinigung:** Reinige regelmäßig den Bereich um das Stirnchakra deiner Katze mit sanften Kreisen deiner Hand oder einem Kristall wie Amethyst oder Lapislazuli. Diese Kristalle sind besonders geeignet, um das dritte Auge zu aktivieren und die spirituelle Wahrnehmung zu stärken.

- **Meditation:** Setze dich in die Nähe deiner Katze und meditiere über das dritte Auge. Visualisiere, wie ein Lichtstrahl das Stirnchakra deiner Katze öffnet und ihre spirituellen Fähigkeiten verstärkt. Du kannst dabei auch dein eigenes drittes Auge aktivieren und eine tiefe energetische Verbindung zwischen euch beiden herstellen.

- **Mondlicht:** Das Mondlicht ist besonders kraftvoll, um das dritte Auge zu aktivieren. Lasse deine Katze bei Vollmond im Mondschein baden, um ihre spirituellen Fähigkeiten zu stärken und ihr drittes Auge zu öffnen. Diese Praxis kann helfen, ihre Intuition zu schärfen und ihre Verbindung zur spirituellen Welt zu vertiefen.

Die Kommunikation mit dem dritten Auge

Das dritte Auge deiner Katze ist nicht nur ein Werkzeug zur Wahrnehmung – es ist auch ein Kanal für die Kommunikation mit dem spirituellen Bereich. Du kannst lernen, über das dritte Auge mit deiner Katze zu kommunizieren und Botschaften oder Informationen zu empfangen, die sie aus der spirituellen Welt mitbringt.

Wenn du spürst, dass deine Katze versucht, dir etwas mitzuteilen, setze dich in Ruhe hin und schließe die Augen. Konzentriere dich auf dein eigenes drittes Auge und versuche, eine Verbindung zu dem dritten Auge deiner Katze herzustellen. Lasse Bilder, Gedanken oder Gefühle aufsteigen und versuche, sie zu interpretieren. Diese Praxis erfordert Geduld und Übung, aber sie kann dir helfen, tiefere Einsichten und spirituelle Erfahrungen zu gewinnen.

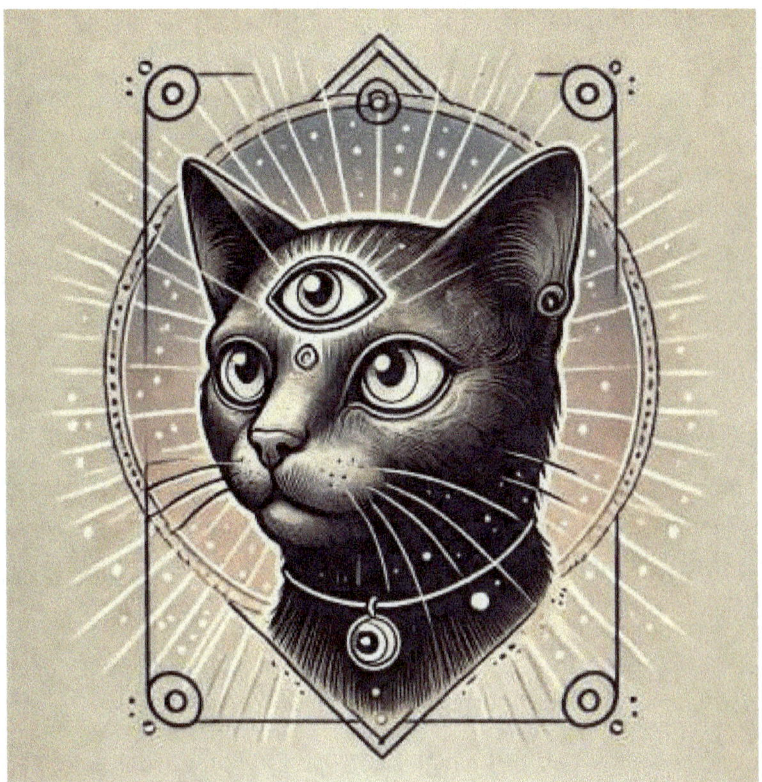

Das dritte Auge und die spirituelle Reise deiner Katze

Das dritte Auge ist ein wichtiger Aspekt der spirituellen Reise deiner Katze. Es ermöglicht ihr, die unsichtbaren Energien zu sehen und ihre Rolle als spirituelle Führerin und Beschützerin zu erfüllen. Indem du das dritte Auge deiner Katze aktivierst und unterstützt, hilfst du ihr, ihre spirituellen Fähigkeiten zu entfalten und ihre Verbindung zur spirituellen Welt zu vertiefen.

Achte darauf, wie sich das Verhalten deiner Katze verändert, wenn du ihr drittes Auge aktivierst. Du wirst feststellen, dass sie möglicherweise ruhiger, fokussierter und spirituell präsenter wird. Diese Veränderungen sind ein Zeichen dafür, dass ihr drittes Auge aktiv ist und sie ihre spirituelle Wahrnehmung auf eine neue Ebene bringt.

Schlussgedanke des Kapitels

Das dritte Auge deiner Katze ist ein mächtiges Werkzeug der spirituellen Wahrnehmung, das ihr ermöglicht, jenseits der physischen Welt zu sehen und tiefere Einsichten zu gewinnen. Indem du ihr drittes Auge aktivierst und ihre spirituellen Fähigkeiten unterstützt, kannst du eine tiefere Verbindung zu ihr und zur spirituellen Welt aufbauen. Denke daran: Deine Katze ist nicht nur ein Begleiter – sie ist ein spirituelles Wesen mit der Fähigkeit, die unsichtbaren Aspekte des Universums zu verstehen und zu erleben.

Miau und erleuchtete Grüße!

Kapitel 25: Die geheime Sprache des Katzenschnurrens – Kommunikation auf höchster Frequenz

Das Schnurren deiner Katze ist mehr als nur ein Ausdruck von Zufriedenheit – es ist eine geheime Sprache, die auf einer höheren Frequenz schwingt und tiefere Bedeutungen hat, als wir uns vorstellen können. In diesem Kapitel lernst du, wie du das Schnurren deiner Katze entschlüsseln und für deine eigene spirituelle Kommunikation nutzen kannst.

Die mystische Kraft des Schnurrens

Das Schnurren einer Katze ist ein einzigartiges Phänomen, das auf einer Frequenz von etwa 20 bis 140 Hertz schwingt. Diese Schwingungen haben nicht nur eine beruhigende Wirkung auf die Katze selbst, sondern auch auf dich und die Umgebung. Es wird angenommen, dass das Schnurren heilende Eigenschaften hat und zur Regeneration von Gewebe, zur Linderung von Schmerzen und zur Förderung des allgemeinen Wohlbefindens beiträgt.

Aber das Schnurren ist mehr als nur ein biologischer Mechanismus – es ist auch eine Form der Kommunikation auf höchster Frequenz. Katzen nutzen ihr Schnurren, um energetische Botschaften zu senden, emotionale Zustände auszudrücken und ihre spirituelle Präsenz zu verstärken. Wenn deine Katze schnurrt, öffnet sie ein Portal zu einer tieferen, spirituellen Ebene, auf der sie mit dir und dem Universum kommuniziert.

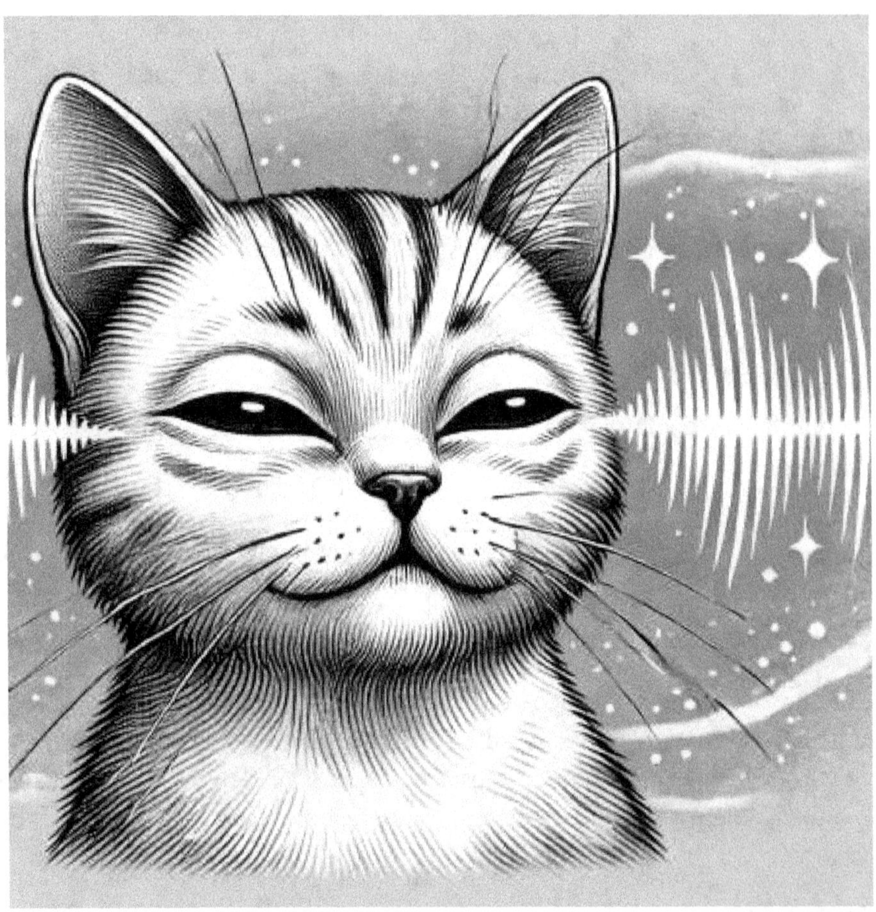

Wie du die Sprache des Schnurrens entschlüsseln kannst

Das Schnurren deiner Katze ist vielschichtig und kann unterschiedliche Bedeutungen haben, je nach Kontext und Intensität. Hier sind einige Hinweise, wie du die geheime Sprache des Schnurrens entschlüsseln kannst:

- **Sanftes, rhythmisches Schnurren:** Dieses Schnurren ist ein Zeichen von Zufriedenheit und innerem Frieden. Deine Katze fühlt sich sicher und wohl in ihrer Umgebung und möchte diese positive Energie mit dir teilen. Du kannst diese Schwingungen nutzen, um dich selbst zu beruhigen und deine eigenen Energien in Balance zu bringen.

- **Lautes, intensives Schnurren:** Wenn deine Katze laut und intensiv schnurrt, könnte sie versuchen, dir etwas Wichtiges mitzuteilen. Vielleicht möchte sie deine Aufmerksamkeit auf einen bestimmten Bereich deines Lebens lenken oder dich vor etwas warnen. Achte auf ihre Körpersprache und die Situation, in der sie schnurrt, um diese Botschaft zu entschlüsseln.

- **Unterbrochenes, ungleichmäßiges Schnurren:** Dieses Schnurren könnte ein Zeichen von Unbehagen oder Stress sein. Deine Katze könnte versuchen, sich selbst zu beruhigen oder negative Energien abzuleiten. In solchen Momenten ist es wichtig, ihr Aufmerksamkeit zu schenken und ihr zu helfen, sich zu entspannen und ihre Energie zu stabilisieren.

Schnurren als Heilmittel

Das Schnurren deiner Katze kann auch als Heilmittel eingesetzt werden, um dich energetisch zu reinigen und zu heilen. Wenn du dich gestresst, ängstlich oder unwohl fühlst, setze dich in die Nähe deiner schnurrenden Katze und lass die Vibrationen auf dich wirken. Diese Schwingungen können helfen, deine Chakren zu öffnen, Blockaden zu lösen und deine Aura zu reinigen.

Du kannst das Schnurren auch bewusst in deine spirituelle Praxis integrieren, indem du es als Hintergrundgeräusch für Meditationen oder Heilrituale verwendest. Die heilende Frequenz des Schnurrens kann dazu beitragen, deine spirituelle Energie zu verstärken und eine tiefe, beruhigende Atmosphäre zu schaffen.

Kommunikation durch Schnurren

Katzen nutzen ihr Schnurren auch, um auf einer höheren Frequenz mit dir zu kommunizieren. Wenn deine Katze in deiner Nähe schnurrt, könnte sie versuchen, dir energetische Botschaften zu übermitteln oder eine tiefere Verbindung zu dir aufzubauen. Du kannst lernen, diese Botschaften zu empfangen, indem du dich auf die Vibrationen des Schnurrens konzentrierst und deine eigenen Energien öffnest.

Setze dich in die Nähe deiner schnurrenden Katze, schließe die Augen und versuche, die Schwingungen bewusst wahrzunehmen. Lasse die Vibrationen in deinen Körper fließen und spüre, wie sie deine Energie berühren. Du könntest Bilder, Gedanken oder Gefühle empfangen, die dir Hinweise auf die Botschaft deiner Katze geben. Diese Praxis erfordert Geduld und Achtsamkeit, kann dir aber helfen, eine tiefere Ebene der Kommunikation mit deiner Katze zu erreichen.

Schlussgedanke des Kapitels

Das Schnurren deiner Katze ist mehr als nur ein Geräusch – es ist eine geheime Sprache, die auf einer höheren Frequenz schwingt und tiefe Bedeutungen hat. Indem du lernst, diese Sprache zu entschlüsseln und das Schnurren als Heilmittel und Kommunikationsmittel zu nutzen, kannst du eine tiefere Verbindung zu deiner Katze und zur spirituellen Welt aufbauen. Denke daran: Das Schnurren ist der Klang der Seele – und es hat die Kraft, dich auf eine höhere Ebene des Bewusstseins zu führen.

Miau und schnurrende Grüße!

Kapitel 26: Katzen und Yoga – Die wahre Meisterin der „Katze-Kuh"-Pose

Während wir Menschen uns im Yoga-Studio abmühen, um endlich die „Katze-Kuh"-Pose zu perfektionieren, hat deine Katze diese Übung schon lange vor uns gemeistert – und das, ohne auch nur einen Tropfen Schweiß zu vergießen. In diesem Kapitel erfährst du, wie du von der natürlichen Anmut und Gelassenheit deiner Katze lernen kannst, deine eigenen Yoga-Posen zu verbessern, und warum du vielleicht besser auf die Yoga-Matte deiner Katze achten solltest.

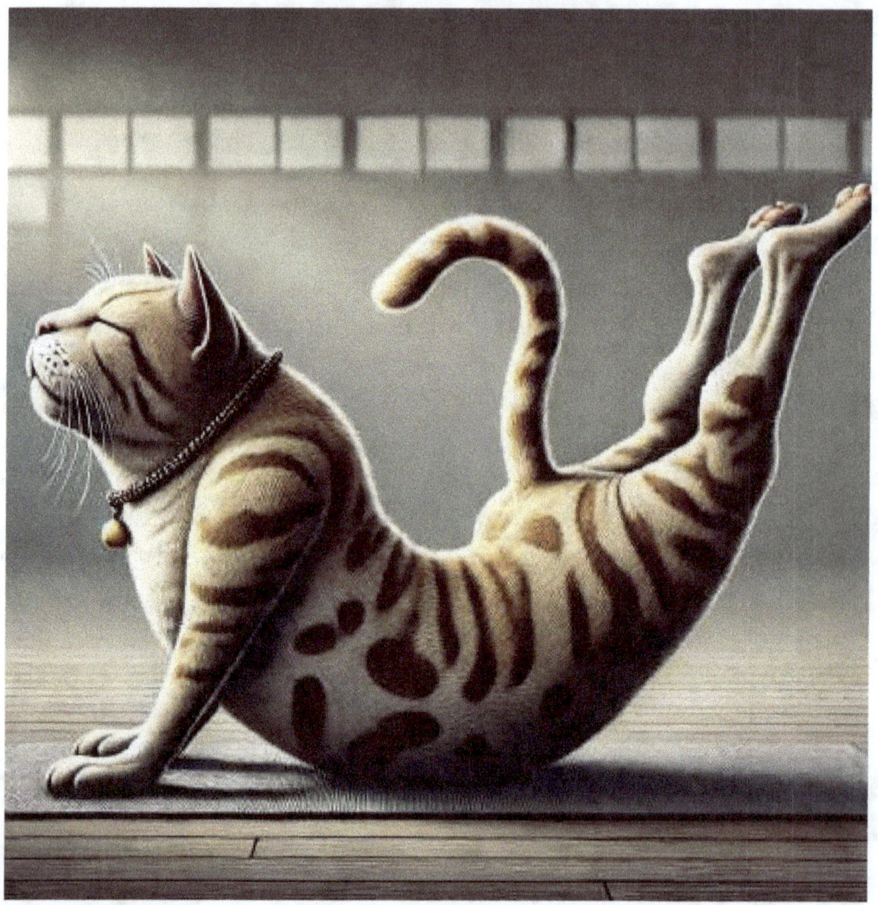

Die Katze als Yoga-Guru

Katzen sind wahre Yoga-Meister. Ihre natürliche Flexibilität, ihr Gleichgewicht und ihre Fähigkeit, sich in unmögliche Positionen zu bringen, machen sie zu den ultimativen Vorbildern in Sachen Yoga. Doch während wir uns mühsam durch unsere Yoga-Sequenzen quälen, scheint deine Katze mühelos die perfekte „Katze-Kuh"-Pose einzunehmen – und das mehrmals am Tag, ohne dass sie je das Wort „Yoga" gehört hat.

Vielleicht fragst du dich, wie sie das macht. Die Antwort liegt in ihrer Fähigkeit, völlig im Moment zu sein und ihren Körper intuitiv zu bewegen. Katzen haben keine starren Regeln, wenn es um Yoga geht – sie dehnen sich, wenn sie es brauchen, und sie tun es mit solcher Anmut, dass es so aussieht, als ob sie nie etwas Anderes getan hätten. Sie zeigen uns, dass Yoga nicht nur eine Übung ist, sondern eine Lebensweise.

Katzenguru: Weisheit auf vier Pfoten!

Die „Schlaf-Kobra" und andere geheime Posen

Neben der berühmten „Katze-Kuh"-Pose haben Katzen noch eine ganze Reihe weiterer Posen in ihrem Repertoire, die sie uns gerne beibringen würden, wenn wir nur zuhören würden. Eine dieser geheimen Posen ist die „Schlaf-Kobra" – eine Position, die deine Katze einnimmt, wenn sie halb schlafend auf dem Bauch liegt und ihren Kopf anhebt, um einen kurzen Blick auf die Welt zu werfen, bevor sie wieder in den Schlaf gleitet.

Eine andere Pose ist die „Morgenstretchung" – jene beeindruckende Dehnung, die deine Katze beim Aufwachen macht, bei der sie ihren Rücken krümmt, ihre Pfoten nach vorne schiebt und sich scheinbar auf magische Weise auf die neue Tagesenergie einstimmt. Diese Dehnung ist nicht nur ein Weg, um den Körper aufzuwärmen, sondern auch eine spirituelle Praxis, die hilft, die Energien des neuen Tages zu begrüßen.

Wie du von deiner Katze lernen kannst

Wenn du Yoga praktizierst, versuche, dich von der Gelassenheit und Flexibilität deiner Katze inspirieren zu lassen. Beobachte, wie sie sich bewegt, wie sie ihre Dehnungen in den Alltag integriert, und versuche, diese Leichtigkeit in deine eigene Praxis zu übertragen. Anstatt dich auf die Perfektion einer Pose zu konzentrieren, lass dich von deiner Katze daran erinnern, dass es im Yoga darum geht, sich mit dem eigenen Körper wohlzufühlen und im Moment zu sein.

Vielleicht möchtest du sogar versuchen, einige der geheimen Katzenposen in deine Yoga-Routine aufzunehmen. Beginne deinen Tag mit einer „Morgenstretchung", indem du dich auf alle viere begibst, deinen Rücken sanft krümmst und tief durchatmest. Oder nimm dir einen Moment Zeit, um dich in die „Schlaf-Kobra" zu legen, wenn du eine Pause brauchst. Diese einfachen Bewegungen können dir helfen, deinen Geist zu beruhigen und dich mit deinem Körper zu verbinden – genauso wie es deine Katze tut.

Yoga als Verbindung zu deiner Katze

Yoga kann auch eine wunderbare Möglichkeit sein, deine Verbindung zu deiner Katze zu vertiefen. Du könntest versuchen, deine Yoga-Praxis mit der deiner Katze zu synchronisieren, indem du in ihrer Nähe übst und ihre Bewegungen nachahmst. Dies kann eine spielerische und entspannende Art sein, Zeit mit deiner Katze zu verbringen und gleichzeitig dein eigenes Wohlbefinden zu fördern.

Achte darauf, wie deine Katze auf deine Yoga-Praxis reagiert. Vielleicht wird sie sich dir anschließen und beginnen, sich selbst zu dehnen, während du deine Posen einnimmst. Oder sie könnte sich einfach neben dich legen und schnurrend die Ruhe und Gelassenheit genießen, die du durch deine Praxis ausstrahlst. In jedem Fall kann Yoga zu einem gemeinsamen Ritual werden, das eure Verbindung stärkt und eure Energie in Einklang bringt.

Schlussgedanke des Kapitels

Katzen sind die wahren Yoga-Meister, und wir können viel von ihrer natürlichen Anmut und Gelassenheit lernen. Indem du dich von deiner Katze inspirieren lässt und einige ihrer geheimen Posen in deine eigene Praxis integrierst, kannst du nicht nur deine Flexibilität verbessern, sondern auch eine tiefere Verbindung zu deinem Körper und deinem inneren Frieden finden. Denke daran: Yoga ist nicht nur eine Übung – es ist eine Lebensweise, die du mit deinem pelzigen Guru teilen kannst.

Miau und namaste!

Kapitel 27: Der Zen-Garten deiner Katze – Zen und die Kunst des Sandkastenspiels

Du dachtest, das Katzenklo sei nur ein funktionales Möbelstück? Weit gefehlt! Für deine Katze ist es ein heiliger Zen-Garten, ein Ort der Meditation und des inneren Friedens. In diesem Kapitel erkunden wir die spirituelle Praxis hinter dem Scharren im Sand und wie du diese Lektionen der Achtsamkeit und Harmonie auf dein eigenes Leben anwenden kannst.

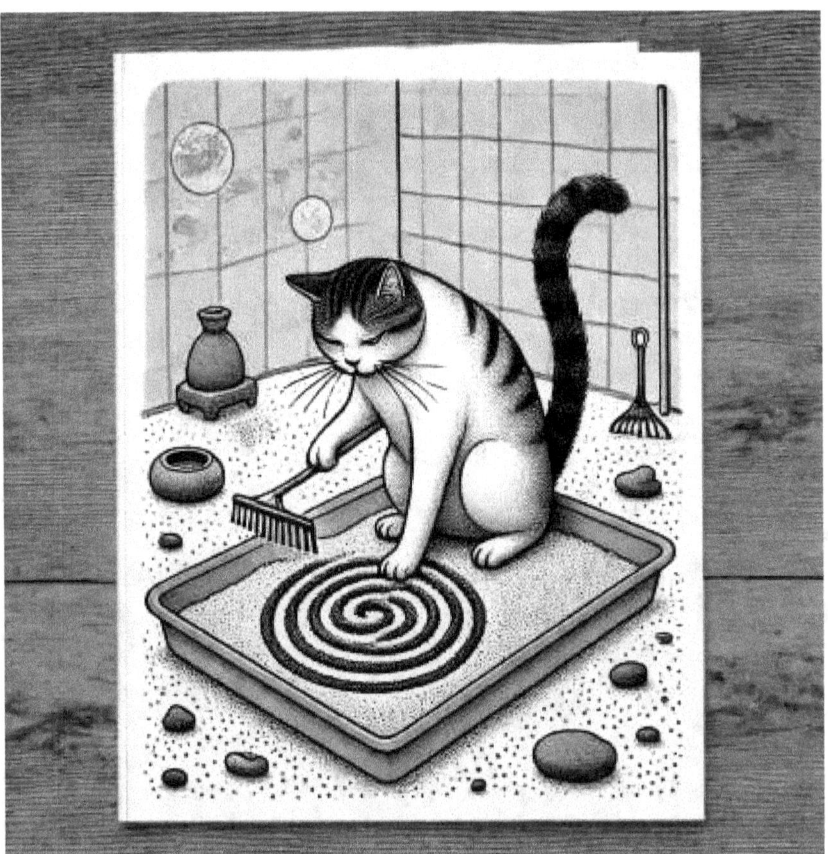

Das Katzenklo als Zen-Garten

Während wir Menschen uns mit Mini-Zen-Gärten und kleinen Rechen aus Sand und Steinen abmühen, um ein wenig Ruhe und Gelassenheit zu finden, hat deine Katze bereits den ultimativen Zen-Garten in ihrem Katzenklo gefunden. Das Scharren im Sand ist für sie nicht nur eine Notwendigkeit, sondern eine tief spirituelle Praxis, die ihr hilft, sich zu zentrieren und ihre Gedanken zu klären.

Das Katzenklo ist ein Ort der inneren Einkehr und des Loslassens – im wahrsten Sinne des Wortes. Hier kann deine Katze alles, was sie belastet, symbolisch vergraben und den Sand darüber ziehen, als Zeichen dafür, dass sie sich von negativen Energien befreit hat. Es ist ein Akt der Reinigung, sowohl körperlich als auch energetisch, der ihr hilft, ihr spirituelles Gleichgewicht zu bewahren.

Die Kunst des Scharrens – Mehr als nur eine Gewohnheit

Wenn deine Katze im Katzenklo scharrt, tut sie dies nicht nur, um ihre Hinterlassenschaften zu verbergen. Das Scharren ist eine meditative Handlung, die ihr hilft, ihre Energien zu fokussieren und ihren Geist zu beruhigen. Jeder kleine Kratzer im Sand ist ein bewusster Akt, ein Teil eines größeren Rituals, das sie tief in ihrer DNA trägt.

Stell dir das Scharren als eine Form des Zen-Rechens vor. Wie ein Zen-Mönch, der mit seinem Rechen meditative Muster in den Sand zieht, so formt deine Katze die Oberfläche ihres Zen-Gartens, um Ruhe und Ordnung in ihr Leben zu bringen. Es ist ihre Art, sich mit dem gegenwärtigen Moment zu verbinden und Harmonie zu schaffen.

Lerne von der Gelassenheit deiner Katze

Vielleicht fragst du dich, was du von dieser scheinbar banalen, aber tiefen Handlung deiner Katze lernen kannst. Die Antwort liegt in der Achtsamkeit. Achtsamkeit bedeutet, sich voll und ganz auf den gegenwärtigen Moment zu konzentrieren, ohne sich von äußeren Ablenkungen stören zu lassen – genau wie deine Katze es tut, wenn sie im Zen-Garten scharrt.

Du kannst diese Praxis der Achtsamkeit in dein eigenes Leben integrieren, indem du alltägliche Aufgaben mit derselben Hingabe und Gelassenheit angehst. Ob du den Boden fegst, dein Bett machst oder dein Auto wäscht – versuche, diese Aufgaben als Gelegenheit zur Meditation zu sehen. Konzentriere dich auf die Bewegung, den Rhythmus und die einfache Freude daran, etwas zu tun, das dein Leben ordnet und harmonisiert.

Die spirituelle Bedeutung des Vergrabens

Das Vergraben im Zen-Garten ist mehr als nur eine praktische Maßnahme – es hat eine tiefe symbolische Bedeutung. Wenn deine Katze ihre Hinterlassenschaften im Sand vergräbt, symbolisiert dies das Loslassen von allem, was ihr nicht mehr dient. Es ist ein Akt der Reinigung, der es ihr ermöglicht, sich von negativen Energien zu befreien und mit einem klaren Geist weiterzumachen.

Auch du kannst diese Lektion des Loslassens in deinem Leben anwenden. Wenn du dich von alten Mustern, negativen Gedanken oder belastenden Emotionen befreien möchtest, stelle dir vor, wie du sie symbolisch im Sand vergräbst. Ziehe den Sand darüber und lass sie los, um Platz für Neues und Positives zu schaffen.

Wie du deinen eigenen Zen-Garten gestalten kannst

Wenn du dich von der Zen-Praxis deiner Katze inspirieren lassen möchtest, könntest du deinen eigenen kleinen Zen-Garten gestalten. Fülle eine flache Schale mit Sand und verwende einen kleinen Rechen oder einen Stab, um meditative Muster zu ziehen. Du könntest sogar kleine Kristalle oder Steine hinzufügen, um die Energie zu verstärken.

Verwende deinen Zen-Garten als Teil deiner täglichen Meditationspraxis. Setze dich in Ruhe hin und konzentriere dich auf das Ziehen der Linien im Sand. Lasse alle Gedanken los und fokussiere dich auf den gegenwärtigen Moment. Diese einfache Praxis kann dir helfen, Ruhe und Gelassenheit zu finden – genauso wie es deine Katze tut.

Schlussgedanke des Kapitels

Das Katzenklo ist mehr als nur ein funktionales Möbelstück – es ist ein heiliger Zen-Garten, in dem deine Katze ihre spirituelle Praxis der Achtsamkeit und des Loslassens pflegt. Indem du dich von dieser Praxis inspirieren lässt und Achtsamkeit in deinen eigenen Alltag integrierst, kannst du mehr Harmonie und inneren Frieden finden. Denke daran: Jeder Moment kann zu einer Gelegenheit für Meditation und Gelassenheit werden, wenn du ihn bewusst und achtsam lebst.

Miau und zenvolle Grüße!

Kapitel 28: Katzen und ihre unsichtbaren Freunde – Die Geheimnisse der „Miau-Kumpels"

Hast du jemals bemerkt, wie deine Katze plötzlich auf eine leere Wand starrt, mit etwas Unsichtbarem spielt oder scheinbar aus dem Nichts miaut? Es könnte sein, dass sie in Kontakt mit ihren unsichtbaren Freunden steht – Wesen, die nur sie sehen und mit denen sie geheimnisvolle Interaktionen teilt. In diesem Kapitel enthüllen wir die Geheimnisse der „Miau-Kumpels" deiner Katze und wie du diese geheimnisvollen Begleiter vielleicht selbst kennenlernen kannst.

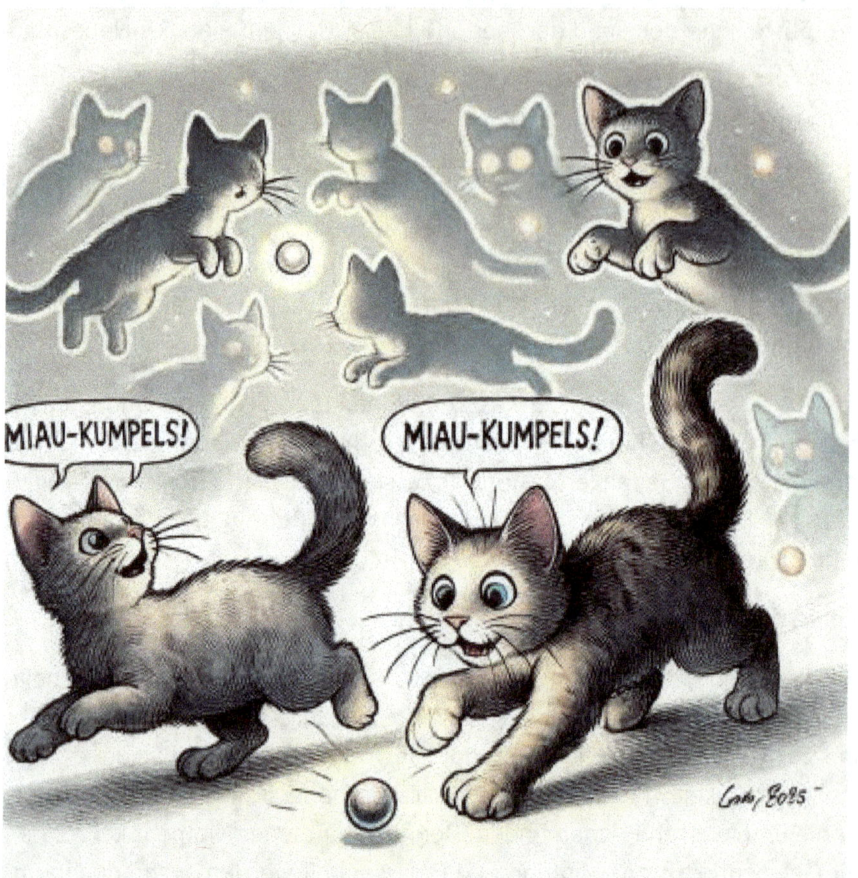

Wer sind die unsichtbaren Freunde?

Katzen sind bekannt für ihre scharfen Sinne und ihre Fähigkeit, Dinge wahrzunehmen, die für uns Menschen unsichtbar sind. Viele glauben, dass Katzen in der Lage sind, Geister, Energiewesen oder sogar Naturgeister wie Feen oder Elfen zu sehen. Diese „Miau-Kumpels" könnten alte Freunde aus früheren Leben, Schutzgeister oder einfach nur verspielte Energien sein, die sich gerne mit deiner Katze unterhalten.

Wenn deine Katze scheinbar ins Leere starrt oder mit unsichtbaren Objekten spielt, könnte sie tatsächlich mit einem dieser Wesen interagieren. Ihre Augen, Ohren und ihr Schnurren sind in diesen Momenten auf eine höhere Frequenz eingestellt, die es ihr ermöglicht, diese spirituellen Gefährten wahrzunehmen und mit ihnen zu kommunizieren.

Wie du die „Miau-Kumpels" deiner Katze entdecken kannst

Während es für uns Menschen schwierig sein kann, die unsichtbaren Freunde deiner Katze direkt zu sehen, gibt es doch einige Anzeichen, die darauf hindeuten, dass sie da sind. Achte auf das Verhalten deiner Katze – wenn sie aufgeregt zu einer leeren Stelle im Raum läuft, plötzlich aufhorcht oder mit einem nicht sichtbaren Objekt spielt, könnte dies ein Hinweis auf die Anwesenheit eines „Miau-Kumpels" sein.

Du kannst auch versuchen, dich selbst auf diese höheren Frequenzen einzustimmen, indem du in der Nähe deiner Katze meditierst oder dich auf deine eigenen Sinne konzentrierst. Vielleicht spürst du eine Veränderung in der Energie des Raumes oder nimmst ein leichtes Kribbeln wahr, wenn einer dieser unsichtbaren Freunde in der Nähe ist.

Die Bedeutung der „Miau-Kumpels"

Diese unsichtbaren Freunde könnten eine tiefere Bedeutung für das Leben deiner Katze haben. Vielleicht dienen sie als spirituelle Führer, die deine Katze beschützen und ihr auf ihrem Lebensweg helfen. Oder sie sind einfach nur verspielte Energien, die deine Katze unterhalten und ihr Gesellschaft leisten, wenn du nicht in der Nähe bist.

Es könnte auch sein, dass diese „Miau-Kumpels" Botschaften für dich haben, die sie durch deine Katze übermitteln. Achte darauf, wie deine Katze in diesen Momenten auf dich reagiert – vielleicht versucht sie, dir etwas Wichtiges mitzuteilen, das sie von ihren unsichtbaren Freunden erfahren hat.

Wie du mit den „Miau-Kumpels" deiner Katze interagieren kannst

Auch wenn du die unsichtbaren Freunde deiner Katze nicht direkt sehen kannst, gibt es doch Möglichkeiten, mit ihnen zu interagieren. Du könntest versuchen, deine Absichten klar zu formulieren und sie zu begrüßen, wenn du das Gefühl hast, dass sie in der Nähe sind. Vielleicht möchtest du auch einen speziellen Platz in deinem Zuhause einrichten, an dem diese Wesen willkommen sind – zum Beispiel eine kleine Ecke mit Kristallen, Pflanzen oder Kerzen.

Indem du eine offene und freundliche Haltung gegenüber diesen „Miau-Kumpels" einnimmst, kannst du ihre Präsenz in deinem Zuhause harmonisch integrieren und deine Katze in ihrer spirituellen Praxis unterstützen. Wer weiß, vielleicht bekommst du eines Tages sogar eine kleine Botschaft von ihnen – durch ein Verhalten deiner Katze oder ein Gefühl, das dir unerwartet kommt.

Schlussgedanke des Kapitels

Die unsichtbaren Freunde deiner Katze, die „Miau-Kumpels", sind mehr als nur eine lustige Vorstellung – sie könnten tatsächlich eine wichtige Rolle im Leben deiner Katze spielen. Indem du offen für die Möglichkeit bist, dass diese Wesen existieren, und versuchst, ihre Präsenz wahrzunehmen, kannst du die spirituelle Reise deiner Katze unterstützen und vielleicht sogar selbst in Kontakt mit diesen geheimnisvollen Begleitern treten. Denke daran: Die Welt ist voller Geheimnisse, und deine Katze kennt einige davon besser als du.

Miau und unsichtbare Grüße!

Kapitel 29: Die Kunst des Schleichens – Wie deine Katze dir beibringen kann, unbemerkt durchs Leben zu gehen

Katzen sind wahre Meister des lautlosen Schleichens. Sie bewegen sich mit einer Anmut und Geschmeidigkeit, die uns Menschen oft in Erstaunen versetzt. In diesem Kapitel erfährst du, wie du von der Kunst des Schleichens deiner Katze lernen kannst, um dich in deinem eigenen Leben mit mehr Leichtigkeit und Eleganz zu bewegen – sei es, um unbemerkt den letzten Keks aus der Dose zu nehmen oder dich aus schwierigen Situationen zu winden.

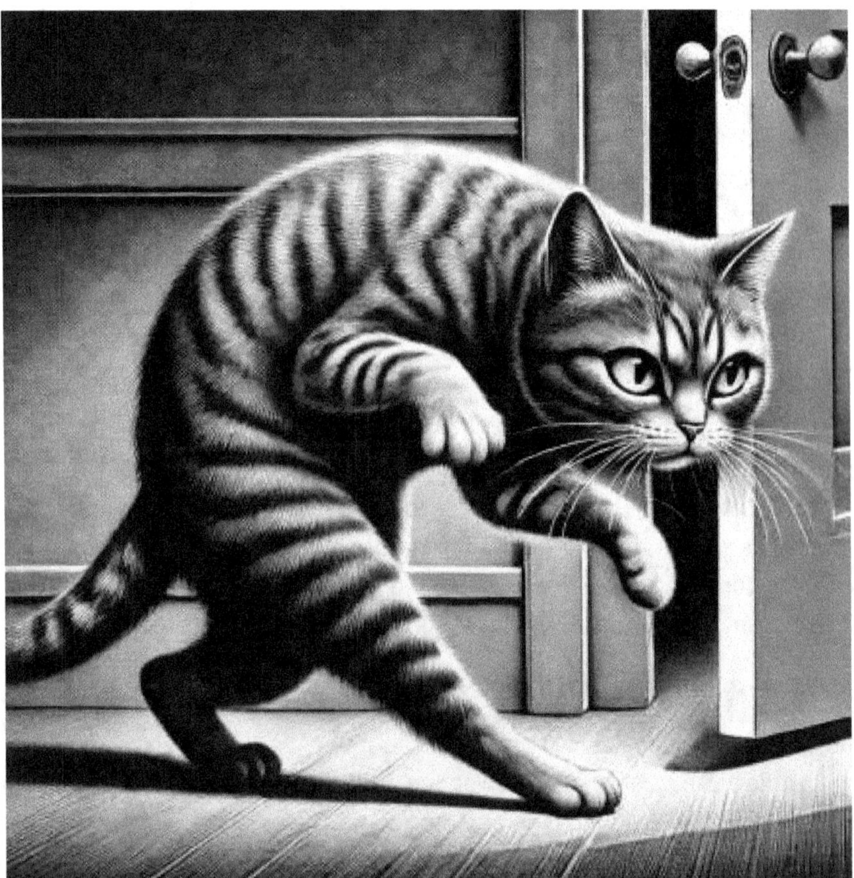

Warum Katzen die besten Schleicher sind

Katzen haben die Fähigkeit, sich fast geräuschlos zu bewegen, weil sie sich ihrer Umgebung voll bewusst sind. Ihre Sinne sind ständig auf Empfang eingestellt, ihre Bewegungen sind präzise und kontrolliert, und sie wissen genau, wie sie sich am besten tarnen, um nicht entdeckt zu werden. Diese Fähigkeit, sich unbemerkt zu bewegen, ist tief in ihrem Wesen verankert – sie sind schließlich Jäger, und das lautlose Anschleichen ist eine ihrer größten Stärken.

Für uns Menschen mag diese Fähigkeit manchmal unerreichbar erscheinen, doch wir können viel von der Art und Weise lernen, wie Katzen sich durch die Welt bewegen. Indem wir ihre Techniken des Schleichens und der Achtsamkeit übernehmen, können wir in unserem eigenen Leben mehr Leichtigkeit und Geschicklichkeit entwickeln.

Die Kunst des unbemerkten Vorbeischleichens

Stell dir vor, du bist auf einer Party und möchtest unbemerkt den letzten Keks aus der Keksdose nehmen. Anstatt einfach hinzustürzen und ihn zu schnappen, könntest du dich von deiner Katze inspirieren lassen und den Moment mit Bedacht planen. Schau dir erst einmal die Umgebung an: Wer schaut, wer nicht? Bewege dich langsam, geschmeidig, fast unmerklich, während du dich dem begehrten Keks näherst. Vielleicht ein paar Ablenkungen einbauen, wie ein „Oh, schau mal dort drüben!" und zack – der Keks gehört dir!

Dieses Beispiel zeigt, wie du die Kunst des Schleichens in alltäglichen Situationen anwenden kannst. Es geht darum, mit Bedacht zu handeln, die Umgebung zu beobachten und deine Bewegungen so zu steuern, dass du dein Ziel unbemerkt erreichst. Diese Technik kann dir in vielen Bereichen deines Lebens nützlich sein – sei es im Berufsleben, in sozialen Situationen oder einfach nur, um dich stilvoll aus peinlichen Momenten zu winden.

Wie du die Achtsamkeit deiner Katze in dein Leben integrieren kannst

Die Fähigkeit deiner Katze, sich lautlos zu bewegen, ist das Ergebnis ihrer Achtsamkeit. Sie ist sich jeder Bewegung, jedes Geräuschs und jeder Veränderung in ihrer Umgebung bewusst. Du kannst diese Achtsamkeit in dein eigenes Leben integrieren, indem du dir Zeit nimmst, dich auf deine Umgebung zu konzentrieren und deine Sinne zu schärfen.

Versuche, alltägliche Aufgaben mit derselben Hingabe und Präzision anzugehen wie deine Katze. Sei es, wenn du durch ein überfülltes Zimmer gehst, ein kompliziertes Gespräch führst oder einfach nur den Kühlschrank öffnest – achte auf deine Bewegungen, atme tief durch und führe jede Handlung bewusst aus. Diese Achtsamkeit wird dir helfen, dich mit mehr Leichtigkeit und Geschicklichkeit durchs Leben zu bewegen.

Schleichen als spirituelle Praxis

Das Schleichen kann auch zu einer spirituellen Praxis werden, die dir hilft, dich mit deinem inneren Selbst zu verbinden. Wenn du dich lautlos und achtsam bewegst, wirst du dich stärker mit dem gegenwärtigen Moment verbunden fühlen. Du wirst lernen, deine Energie zu fokussieren und deine Gedanken zu beruhigen, während du dich durch die Welt bewegst.

Du könntest diese Praxis in deine täglichen Spaziergänge integrieren, indem du versuchst, so leise wie möglich zu gehen und deine Umgebung bewusst wahrzunehmen. Lausche den Geräuschen der Natur, spüre den Boden unter deinen Füßen und versuche, eins mit deiner Umgebung zu werden. Diese Übung wird dir helfen, deinen Geist zu klären und dich auf deine inneren Bedürfnisse zu konzentrieren.

Schlussgedanke des Kapitels

Die Kunst des Schleichens, wie sie deine Katze beherrscht, ist mehr als nur eine Fähigkeit, sich lautlos zu bewegen – es ist eine Lebensweise, die Achtsamkeit, Geschicklichkeit und innere Ruhe erfordert. Indem du diese Techniken in dein eigenes Leben integrierst, kannst du lernen, dich mit mehr Leichtigkeit und Eleganz durch die Welt zu bewegen. Denke daran: Manchmal ist es die sanfte, unbemerkte Bewegung, die dich am weitesten bringt.

Miau und geschmeidige Grüße!

Kapitel 30: Katzen und Chakren – Die Meister der Energiearbeit

Katzen sind nicht nur Meister der körperlichen Anmut, sondern auch der Energiearbeit. Sie haben eine natürliche Fähigkeit, ihre eigenen Chakren – die Energiezentren im Körper – zu harmonisieren und auszugleichen. In diesem Kapitel erfährst du, wie du die spirituelle Energie deiner Katze nutzen kannst, um deine eigenen Chakren zu öffnen und auszubalancieren. Vielleicht lernst du sogar, wie du deine Katze in deine tägliche Chakra-Meditation einbeziehst.

Katzen und ihre Verbindung zu den Chakren

Chakren sind die Energiezentren unseres Körpers, die den Fluss der Lebensenergie steuern. Während wir Menschen oft spezielle Techniken und Meditationen benötigen, um unsere Chakren auszugleichen, haben Katzen diese Fähigkeit ganz natürlich. Ihre Verbindung zu den Chakren ist tief verwurzelt, und sie wissen instinktiv, wie sie ihre eigene Energie in Balance halten.

Jede Katze hat ihre eigenen „Lieblingschakren", die sie regelmäßig harmonisiert. Du kannst diese Chakren erkennen, indem du beobachtest, welche

Körperteile deine Katze besonders oft pflegt oder dehnt. Vielleicht ist sie besonders aufmerksam gegenüber ihrem Herzchakra, indem sie sich liebevoll gegen dich schmiegt, oder sie harmonisiert ihr Wurzelchakra durch das Scharren im Zen-Garten (Katzenklo).

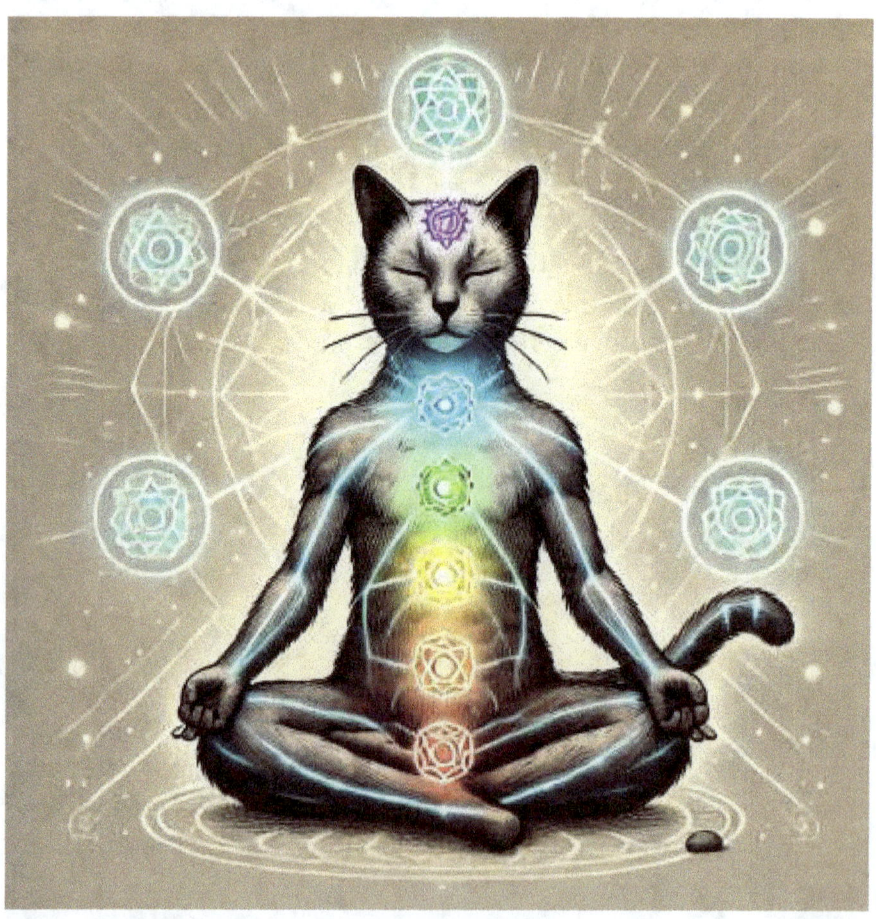

Wie du deine eigenen Chakren mit Hilfe deiner Katze harmonisieren kannst

Du kannst die Energiearbeit deiner Katze nutzen, um deine eigenen Chakren zu harmonisieren. Hier sind einige Möglichkeiten, wie du dies tun kannst:

- **Das Wurzelchakra (Basis-Chakra):** Dieses Chakra steht für Erdung und Sicherheit. Wenn du das Gefühl hast, dass dein Wurzelchakra blockiert ist, könnte es helfen, Zeit mit deiner Katze zu verbringen, während sie scharrt oder sich auf dem Boden ausstreckt. Ihre Nähe zur

Erde und ihre Fähigkeit, sich selbst zu erden, kann dir helfen, dich ebenfalls sicherer und geerdeter zu fühlen.

- **Das Herzchakra:** Das Herzchakra steht für Liebe und Mitgefühl. Katzen haben eine natürliche Fähigkeit, Liebe zu geben und zu empfangen. Wenn du dein Herzchakra öffnen möchtest, setze dich mit deiner Katze hin und konzentriere dich auf das Gefühl der Liebe, das du für sie empfindest. Lasse diese Liebe durch dein Herzchakra fließen und spüre, wie es sich öffnet und ausdehnt.

- **Das Stirnchakra (drittes Auge):** Dieses Chakra steht für Intuition und spirituelle Wahrnehmung. Wenn du deine Intuition stärken möchtest, beobachte deine Katze, während sie scheinbar ins Leere starrt oder mit ihren unsichtbaren Freunden kommuniziert. Ihre Fähigkeit, das Unsichtbare wahrzunehmen, kann dir helfen, dein eigenes drittes Auge zu öffnen und deine spirituelle Wahrnehmung zu schärfen.

Chakra-Meditation mit deiner Katze

Du kannst deine tägliche Chakra-Meditation erweitern, indem du deine Katze einbeziehst. Setze dich in einen ruhigen Raum, nimm deine Katze in den Arm oder lass sie in deiner Nähe sitzen, und konzentriere dich auf deine Chakren. Du kannst dir vorstellen, wie die Energie deiner Katze deine eigenen Chakren harmonisiert und ausbalanciert.

Fange am besten mit dem Wurzelchakra an und arbeite dich nach oben bis zum Kronenchakra. Du kannst dabei sanft die Stellen berühren, an denen sich die Chakren befinden, und dir vorstellen, wie sich jedes Chakra öffnet und die Energie frei fließt. Deine Katze könnte sich sogar auf bestimmte Chakren legen, die ihrer Meinung nach besondere Aufmerksamkeit benötigen – vertrau ihrer Intuition!

Die Rolle der Katze als spirituelle Begleiterin

Katzen sind nicht nur Haustiere – sie sind spirituelle Begleiter, die uns helfen können, unser eigenes energetisches Gleichgewicht zu finden. Ihre Fähigkeit, Energie zu harmonisieren, ihre Chakren auszugleichen und ihre spirituelle Wahrnehmung zu schärfen, macht sie zu perfekten Lehrern auf unserem eigenen spirituellen Weg.

Indem du die Energiearbeit deiner Katze bewusst wahrnimmst und ihre Techniken in deine eigene spirituelle Praxis integrierst, kannst du tiefer in die Welt der Chakren eintauchen und ein stärkeres Gefühl der inneren Balance und des Wohlbefindens entwickeln.

Schlussgedanke des Kapitels

Katzen sind Meister der Energiearbeit und haben eine natürliche Fähigkeit, ihre Chakren zu harmonisieren und auszubalancieren. Indem du ihre Techniken in deine eigene spirituelle Praxis integrierst, kannst du lernen, deine eigenen Chakren zu öffnen und zu harmonisieren, um mehr inneren Frieden und spirituelles Wachstum zu erreichen. Denke daran: Deine Katze ist nicht nur dein pelziger Begleiter – sie ist auch deine spirituelle Lehrerin, die dir den Weg zur energetischen Balance zeigt.

Miau und ausgeglichene Grüße!

Kapitel 31: Der „Milchtritt" – Eine Katzentradition mit spiritueller Bedeutung

Der berühmte „Milchtritt", bei dem Katzen mit ihren Pfoten auf und ab treten, ist nicht nur ein Überbleibsel aus ihrer Kittenzeit – es könnte auch eine tiefere, spirituelle Bedeutung haben. In diesem Kapitel erkunden wir die möglichen energetischen Hintergründe dieses Verhaltens und wie du den „Milchtritt" als Ritual zur Entspannung und Erdung nutzen kannst.

Was ist der „Milchtritt"?

Der „Milchtritt" ist ein Verhalten, das viele Katzen zeigen, wenn sie entspannt sind. Dabei treten sie abwechselnd mit ihren Vorderpfoten auf eine weiche Oberfläche – sei es dein Bauch, ein Kissen oder eine Decke. Dieses Verhalten stammt ursprünglich aus ihrer Zeit als Kätzchen, als sie an den Zitzen ihrer Mutter saugten und mit ihren Pfoten traten, um den Milchfluss zu stimulieren.

Doch auch erwachsene Katzen behalten dieses Verhalten oft bei, und es scheint ihnen besondere Freude und Entspannung zu bereiten. Viele Katzen beginnen zu schnurren, während sie den „Milchtritt" ausführen, und man spürt förmlich, wie sie sich in einen Zustand tiefer Zufriedenheit versetzen.

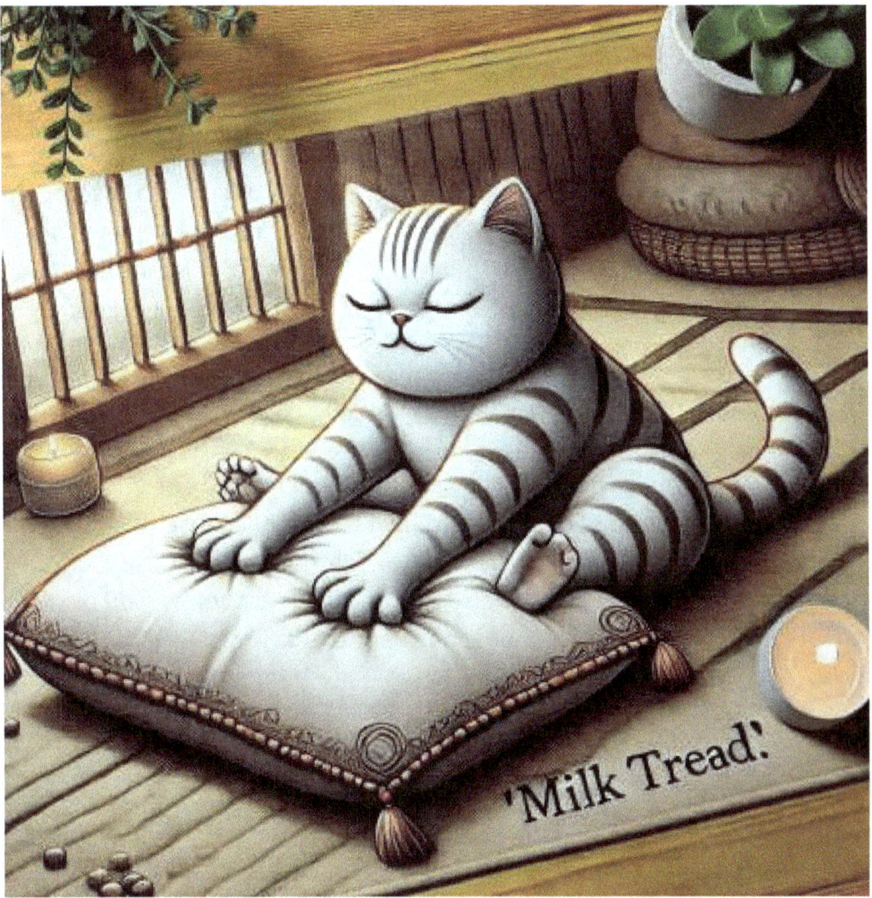

Die energetische Bedeutung des „Milchtritts"

Der „Milchtritt" könnte mehr als nur eine beruhigende Gewohnheit sein – es könnte auch eine Form der Energiearbeit sein, bei der die Katze ihre eigenen Energien harmonisiert und sich erdet. Durch das rhythmische Treten mit den Pfoten stimuliert die Katze bestimmte Energiepunkte in ihrem Körper, ähnlich wie bei einer Massage oder Akupressur.

Diese Bewegung könnte dazu beitragen, die Lebensenergie (Qi) im Körper der Katze frei fließen zu lassen und Blockaden zu lösen. Es ist auch möglich, dass der „Milchtritt" hilft, die Chakren der Katze auszubalancieren und ihre spirituelle Energie zu stärken. Das Schnurren, das oft den „Milchtritt" begleitet, könnte die heilende Wirkung dieser Praxis noch verstärken.

Wie du den „Milchtritt" in dein Leben integrieren kannst

Auch du kannst die beruhigende und energetisierende Wirkung des „Milchtritts" für dich nutzen, indem du diese Praxis in dein eigenes Leben integrierst. Hier sind einige Möglichkeiten, wie du dies tun kannst:

- **Selbstmassage:** Versuche, die Bewegung des „Milchtritts" nachzuahmen, indem du sanft mit deinen eigenen Händen auf deinem Körper oder auf einem Kissen trommelst. Diese rhythmische Bewegung kann dir helfen, dich zu entspannen und deine eigene Energie in Fluss zu bringen.

- **Erdungsritual:** Der „Milchtritt" kann auch als Erdungsritual dienen, besonders, wenn du das Gefühl hast, dass deine Energie zerstreut oder unruhig ist. Setze dich auf den Boden, lege deine Hände auf den Boden oder deine Oberschenkel und mache sanfte, rhythmische Bewegungen, ähnlich dem „Milchtritt" deiner Katze. Konzentriere dich dabei auf deinen Atem und stelle dir vor, wie du dich mit der Erde verbindest und deine Energie zentrierst.

- **Entspannungsübung:** Wenn du gestresst bist oder dich entspannen möchtest, lege dich hin und konzentriere dich auf die Vorstellung, dass du selbst den „Milchtritt" machst. Visualisiere, wie du mit jeder Bewegung mehr Ruhe und Entspannung in deinen Körper bringst. Diese Übung kann dir helfen, dich zu beruhigen und deine Gedanken zu klären.

Die Rolle des „Milchtritts" in der Katzen-Mensch-Beziehung

Der „Milchtritt" hat auch eine besondere Bedeutung in der Beziehung zwischen dir und deiner Katze. Wenn deine Katze auf dir „tritt", zeigt sie dir nicht nur ihre Zuneigung, sondern teilt auch ihre positive Energie mit dir. Dieser Moment der Nähe kann eure Bindung stärken und euch beiden ein Gefühl von Sicherheit und Geborgenheit geben.

Achte darauf, wie du dich fühlst, wenn deine Katze den „Milchtritt" auf dir macht. Vielleicht spürst du, wie ihre Energie auf dich übergeht und du dich entspannter und ausgeglichener fühlst. Dieser Moment ist eine Gelegenheit, die heilende Kraft der Verbindung zwischen dir und deiner Katze zu erleben.

Schlussgedanke des Kapitels

Der „Milchtritt" deiner Katze ist mehr als nur eine süße Gewohnheit – es könnte eine Form der Energiearbeit sein, die ihr hilft, sich zu erden und ihre spirituelle Energie zu stärken. Indem du diese Praxis in dein eigenes Leben integrierst, kannst du die beruhigende und energetisierende Wirkung des „Milchtritts" nutzen, um mehr inneren Frieden und Ausgeglichenheit zu finden. Denke daran: Manchmal sind es die einfachsten Bewegungen, die die tiefste spirituelle Bedeutung haben.

Miau und treuherzige Grüße!

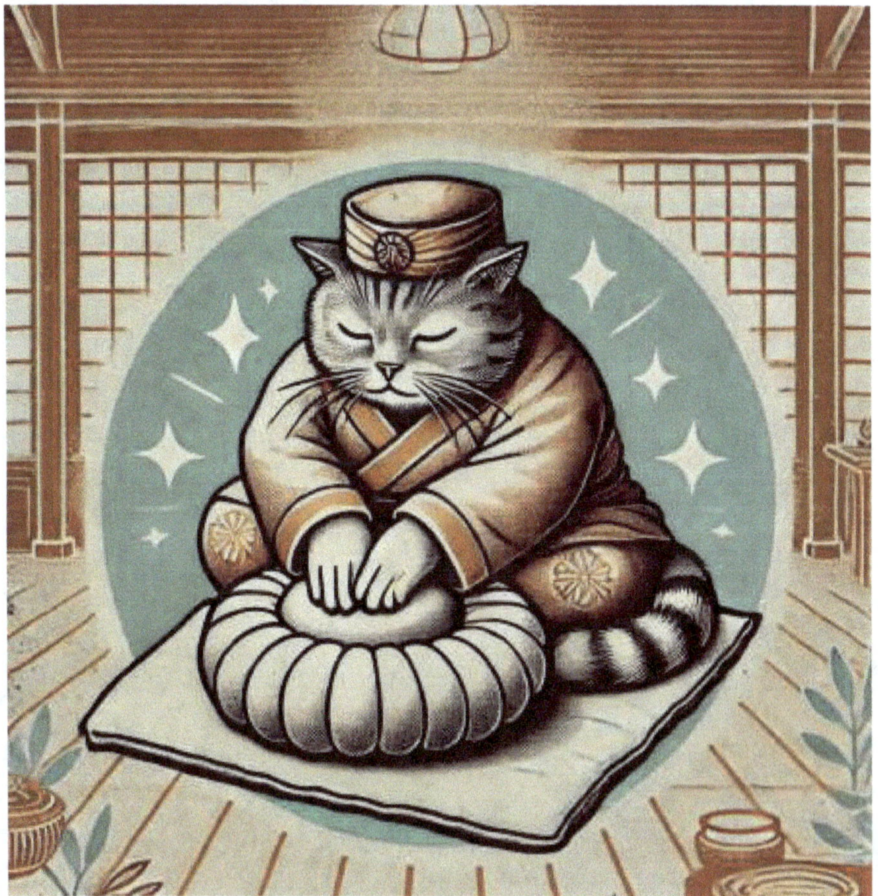

Kapitel 32: Katzen und Pflanzen – Warum deine Katze der wahre Hüter deines Kräutergartens ist

Katzen und Pflanzen haben eine besondere Beziehung, die oft über das bloße Knabbern an Blättern hinausgeht. In diesem Kapitel erfährst du, wie deine Katze als Hüter deines Kräutergartens agiert und welche Pflanzen sie vielleicht sogar als spirituelle Werkzeuge nutzt. Vielleicht ist deine Katze der wahre Gärtner in deinem Zuhause!

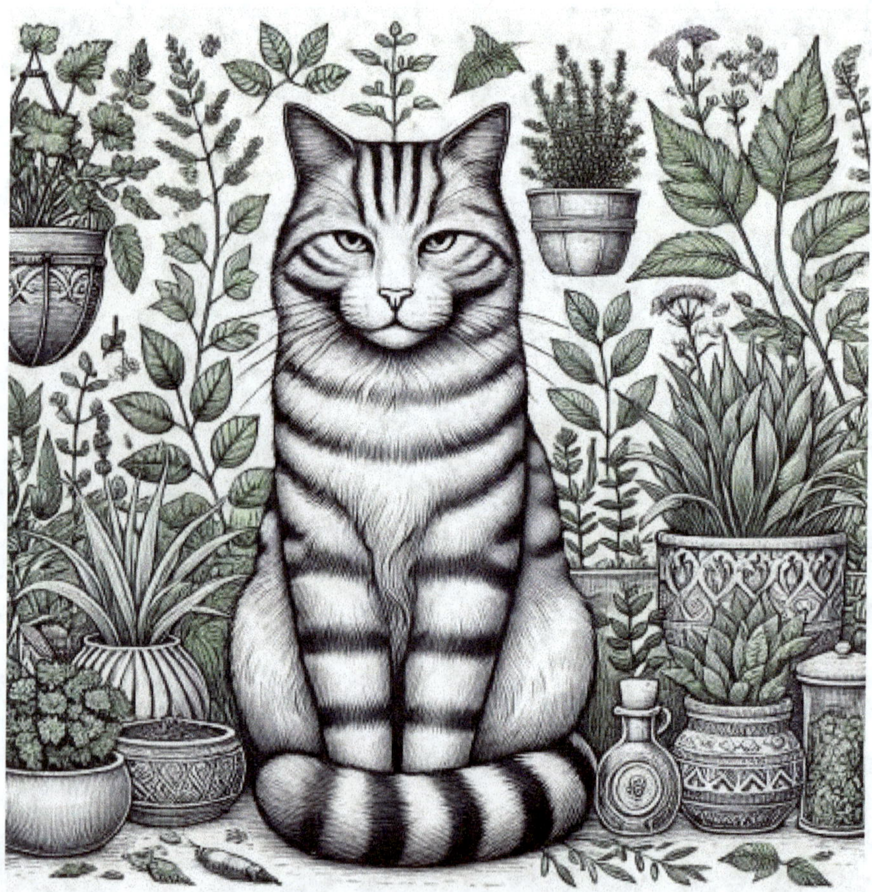

Die spirituelle Verbindung zwischen Katzen und Pflanzen

Katzen haben von Natur aus eine starke Verbindung zur Natur, und diese Verbindung zeigt sich auch in ihrer Beziehung zu Pflanzen. Ob es die Katzenminze ist, die deine Katze in ekstatische Zustände versetzt, oder das sanfte

Katzenguru: Weisheit auf vier Pfoten!

Streifen durch die Blätter deines Kräutergartens – Katzen scheinen eine tiefere, spirituelle Verbindung zu den Pflanzen um sie herum zu haben.

Diese Verbindung könnte auf ihrer Fähigkeit beruhen, die Energien der Pflanzen zu spüren und zu nutzen. Pflanzen sind Lebewesen, die eine eigene Energie ausstrahlen, und Katzen können diese Energien intuitiv wahrnehmen. Es ist möglich, dass deine Katze bestimmte Pflanzen als energetische Quellen oder Werkzeuge nutzt, um sich selbst zu heilen oder ihre spirituelle Praxis zu unterstützen.

Wie deine Katze als Hüter deines Kräutergartens agiert

Wenn du einen Kräutergarten hast, sei es im Freien oder in deinem Zuhause, könnte deine Katze eine wichtige Rolle in seiner Pflege spielen. Katzen sind bekannt dafür, Pflanzen zu „überwachen", indem sie in ihrer Nähe verweilen, sie beschnuppern oder sogar an ihnen knabbern. Diese Verhaltensweisen könnten mehr als nur Neugierde sein – sie könnten Teil ihrer Rolle als Hüter deines Gartens sein.

Katzen könnten bestimmte Pflanzen „schützen" oder ihre Energie bewachen, um sicherzustellen, dass sie in deinem Zuhause gedeihen. Sie könnten auch dazu beitragen, negative Energien von den Pflanzen fernzuhalten und sicherzustellen, dass dein Kräutergarten ein Ort der Heilung und des Wachstums bleibt. Achte darauf, wie deine Katze auf verschiedene Pflanzen in deinem Garten reagiert – ihre Vorlieben könnten dir Hinweise auf die energetischen Eigenschaften der Pflanzen geben.

Pflanzen als spirituelle Werkzeuge für deine Katze

Einige Pflanzen könnten eine besondere Anziehungskraft auf deine Katze ausüben, weil sie bestimmte energetische Eigenschaften haben, die deine Katze für ihre eigene spirituelle Praxis nutzt. Hier sind einige Pflanzen, die Katzen besonders lieben und die sie möglicherweise als spirituelle Werkzeuge betrachten:

- **Katzenminze:** Diese Pflanze ist bekannt für ihre euphorische Wirkung auf Katzen. Es wird angenommen, dass Katzenminze die spirituelle Wahrnehmung und das Wohlbefinden von Katzen stärkt. Wenn deine Katze auf Katzenminze reagiert, könnte sie diese Pflanze nutzen, um ihre Energie zu erhöhen und sich mit höheren Schwingungen zu verbinden.

- **Lavendel:** Lavendel hat eine beruhigende Wirkung und könnte von deiner Katze genutzt werden, um ihre Energie zu harmonisieren und Stress abzubauen. Wenn deine Katze Lavendelpflanzen liebt, könnte sie ihre beruhigenden Eigenschaften für ihre eigene spirituelle Praxis nutzen.

- **Weizen- oder Katzengras:** Katzen knabbern oft an Katzengras, um ihre Verdauung zu unterstützen, aber es könnte auch eine energetische Komponente haben. Katzengras könnte helfen, die Energie deines Haustiers zu reinigen und es mit der Erde zu verbinden.

Wie du deine Katze in die Pflege deines Kräutergartens einbeziehst

Du kannst deine Katze aktiv in die Pflege deines Kräutergartens einbeziehen, indem du ihre natürlichen Instinkte nutzt. Erlaube ihr, die Pflanzen zu erkunden, sie zu beschnuppern und ihre Energien zu spüren. Achte darauf, welche Pflanzen sie besonders liebt, und überlege, ob du mehr davon pflanzt, um sowohl deiner Katze als auch deinem Garten etwas Gutes zu tun.

Du könntest auch spezielle „Katzenbeete" in deinem Garten anlegen, in denen du Pflanzen wie Katzenminze oder Katzengras pflanzt, die deine Katze besonders mag. Diese Beete könnten zu einem Rückzugsort für deine Katze werden, an dem sie ihre Energie aufladen und sich mit der Natur verbinden kann.

Schlussgedanke des Kapitels

Deine Katze könnte der wahre Hüter deines Kräutergartens sein, der die Pflanzen energetisch schützt und ihnen hilft, zu gedeihen. Indem du ihre natürliche Verbindung zu Pflanzen respektierst und ihre Vorlieben in die Gestaltung deines Gartens einbeziehst, kannst du eine harmonische und heilsame Umgebung schaffen, die sowohl deiner Katze als auch deinen Pflanzen zugutekommt. Denke daran: In jedem Garten steckt eine kleine Magie, und deine Katze kennt die Geheimnisse, um sie zum Blühen zu bringen.

Miau und grüne Grüße!

Kapitel 33: Die Rolle der Katze in der Alchemie – Von Blei zu Katzenminze

In der alten Alchemie suchten die Weisen nach dem Stein der Weisen, doch wussten sie nicht, dass die wahre Transformation oft vor ihren Augen herumspazierte: die Katze. In diesem Kapitel enthüllen wir die alchemistischen Geheimnisse deiner Katze und wie sie dir helfen kann, Alltägliches in Gold zu verwandeln (oder zumindest in eine saubere Wohnung).

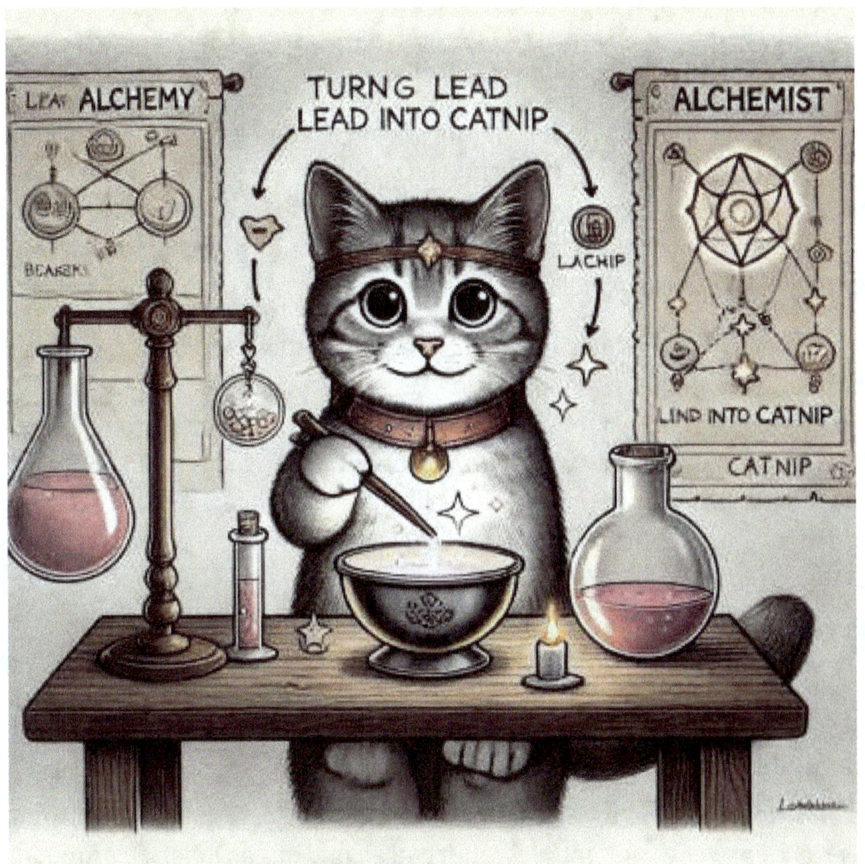

Die Katze als alchemistischer Meister

Alchemie ist die alte Kunst, Metalle zu verwandeln, insbesondere die Umwandlung von unedlen Metallen wie Blei in Gold. Doch Alchemie ist auch eine spirituelle Praxis, die darauf abzielt, das Innere zu reinigen und zu transformieren. Katzen könnten von Natur aus alchemistische Meister sein, die uns helfen, unsere eigene innere Transformation zu vollziehen.

Katzen haben die Fähigkeit, negative Energien in positive zu verwandeln, einfach indem sie in einem Raum anwesend sind. Ihre Anwesenheit wirkt wie ein Katalysator, der die Energie um sie herum verändert und harmonisiert. Sie scheinen instinktiv zu wissen, wie sie die „Bleie" des Alltags – Stress, Unordnung, negative Emotionen – in etwas „Goldenes" verwandeln können, sei es durch ihr beruhigendes Schnurren, ihre spielerische Art oder einfach nur durch ihre ruhige Präsenz.

Die alchemistische Umwandlung von Blei zu Katzenminze

Wenn wir über die alchemistische Umwandlung von Blei in Gold sprechen, könnten wir auch über die Umwandlung von „Blei" – den schweren, belastenden Aspekten unseres Lebens – in „Katzenminze" sprechen, die symbolisch für Freude, Leichtigkeit und Ekstase steht. Deine Katze könnte dir zeigen, wie du diese Umwandlung in deinem eigenen Leben vollziehen kannst.

Zum Beispiel, wenn du nach einem langen Arbeitstag nach Hause kommst, erschöpft und gestresst, könnte deine Katze der alchemistische Katalysator sein, der deine Stimmung hebt. Sie könnte dich mit einem sanften Nasenstupser begrüßen, sich auf deinen Schoß legen und schnurren – und plötzlich fühlt sich das Blei in deinem Herzen leichter an, verwandelt in ein Gefühl von Zufriedenheit und Entspannung, ähnlich wie die Wirkung von Katzenminze auf Katzen.

Die Magie der kleinen Dinge

Alchemie lehrt uns, dass die wahre Magie oft in den kleinen, alltäglichen Dingen liegt. Katzen sind die Meister der kleinen Dinge – ein sanfter Pfotenstupser, ein zufriedenes Schnurren, ein neugieriger Blick aus dem Fenster. Diese kleinen Momente sind es, die das „Blei" in unserem Leben in „Gold" verwandeln können, wenn wir lernen, sie zu schätzen und uns an ihnen zu erfreuen.

Du könntest diese alchemistische Praxis in deinem eigenen Leben anwenden, indem du versuchst, die Magie in den kleinen Dingen zu sehen. Vielleicht bedeutet es, einen Moment innezuhalten, um deine Katze zu beobachten, wie sie in einem Sonnenstrahl döst, oder einfach nur das Gefühl zu genießen, wie sie sich auf deinem Schoß zusammenrollt. Diese kleinen

Momente der Freude und Dankbarkeit können dein Leben transformieren und es mit mehr Licht und Leichtigkeit erfüllen.

Die spirituelle Reinigung durch die Katze

Katzen haben auch eine bemerkenswerte Fähigkeit, Räume energetisch zu reinigen. Es wird gesagt, dass Katzen in der Lage sind, negative Energien zu absorbieren und zu transformieren, indem sie sich in einem Raum aufhalten oder bestimmte Bereiche beschnuppern und markieren. Sie könnten diese Fähigkeit nutzen, um dein Zuhause in einen Ort der Harmonie und des Friedens zu verwandeln.

Wenn du das Gefühl hast, dass in deinem Zuhause negative Energien herrschen, achte darauf, wo deine Katze sich aufhält und wie sie sich verhält. Sie könnte dich auf Bereiche hinweisen, die eine energetische Reinigung benötigen, und ihre Anwesenheit könnte dir helfen, diese Energien zu transformieren. Vielleicht möchtest du ihr sogar „danken", indem du ihr eine kleine Schale mit Katzenminze anbietest – eine Geste der Wertschätzung für ihre alchemistische Arbeit.

Schlussgedanke des Kapitels

Die Rolle der Katze in der Alchemie ist vielleicht nicht so offensichtlich, aber sie ist dennoch bedeutend. Katzen haben die Fähigkeit, die „Bleie" unseres Alltags in „Gold" zu verwandeln, indem sie uns mit ihrer Anwesenheit, ihrer Freude und ihrer Fähigkeit zur energetischen Reinigung inspirieren. Indem du die alchemistischen Geheimnisse deiner Katze erkennst und sie in dein eigenes Leben integrierst, kannst du lernen, mehr Licht, Freude und Harmonie zu schaffen. Denke daran: Die wahre Transformation beginnt oft bei den kleinen Dingen – und deine Katze kennt den Weg.

Miau und goldene Grüße!

Kapitel 34: Die spirituelle Bedeutung des Katzengeflüsters – Was steckt hinter dem sanften Miau?

Ein sanftes Miau ist nicht immer nur ein Ruf nach Futter. Es könnte eine spirituelle Botschaft sein, die nur darauf wartet, entschlüsselt zu werden. In diesem Kapitel erforschen wir die unterschiedlichen Arten des Katzengeflüsters und wie du lernst, diese subtilen Hinweise für deine eigene spirituelle Reise zu nutzen.

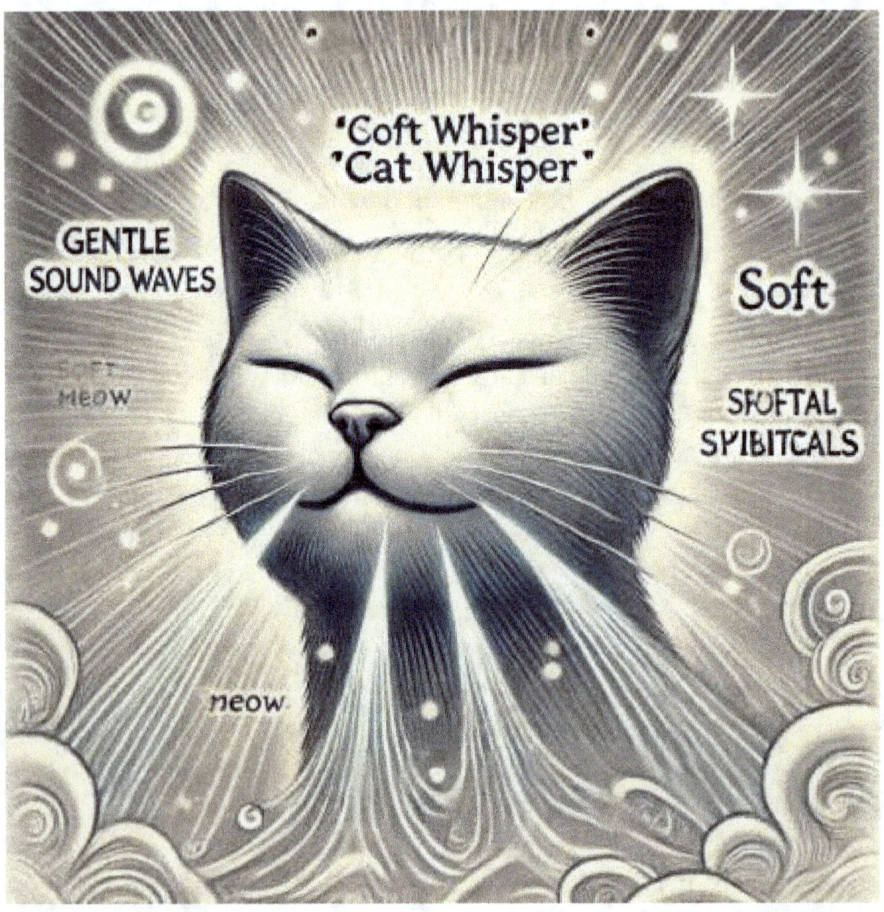

Die Sprache des Miaus

Katzen kommunizieren auf vielfältige Weise, und das Miau ist eine ihrer häufigsten Lautäußerungen. Doch hinter jedem Miau steckt mehr als nur ein einfacher Laut – es könnte eine tiefe, spirituelle Bedeutung haben, die auf eine höhere Ebene der Kommunikation hinweist. Katzen nutzen ihr Miau, um mit uns zu sprechen, unsere Aufmerksamkeit zu lenken oder sogar Botschaften aus der spirituellen Welt zu übermitteln.

Es gibt verschiedene Arten von Miaus, und jedes hat seine eigene Nuance. Ein sanftes, langgezogenes Miau könnte zum Beispiel ein Zeichen von Zuneigung sein, während ein kurzes, energisches Miau ein Hinweis auf Aufregung oder Dringlichkeit sein könnte. Katzen könnten auch in einer Art „Katzencode" miauen, der nur für diejenigen verständlich ist, die bereit sind, die spirituelle Bedeutung dahinter zu entschlüsseln.

Die spirituelle Bedeutung des Miaus

Das Miau könnte mehr als nur ein Kommunikationsmittel sein – es könnte eine Form der spirituellen Führung sein. Katzen haben eine besondere Verbindung zur spirituellen Welt, und ihr Miau könnte dazu dienen, dir Hinweise oder Botschaften zu geben, die du in deinem täglichen Leben anwenden kannst.

Vielleicht möchte deine Katze dir sagen, dass du innehalten und auf deine innere Stimme hören sollst, oder sie könnte dich auf eine energetische Veränderung in deinem Umfeld aufmerksam machen. Es könnte auch sein, dass sie versucht, dich daran zu erinnern, achtsamer zu sein und den gegenwärtigen Moment zu schätzen. Achte darauf, wie du dich fühlst, wenn deine Katze miaut – die Emotionen, die du dabei empfindest, könnten dir Hinweise auf die Bedeutung des Miaus geben.

Wie du das Miau deiner Katze entschlüsseln kannst

Das Entschlüsseln des Miaus deiner Katze erfordert Geduld und Achtsamkeit. Hier sind einige Schritte, die dir helfen können, die spirituelle Bedeutung hinter dem Miau zu verstehen:

- **Beobachte den Kontext:** Achte darauf, wann und wo deine Katze miaut. Ist sie in deiner Nähe oder miaut sie in einem bestimmten Raum? Der Kontext kann dir helfen, die Bedeutung des Miaus besser zu verstehen. Vielleicht miaut sie, um dich auf eine bestimmte Stelle in deinem Zuhause aufmerksam zu machen oder um dir etwas Wichtiges zu sagen.

- **Höre auf die Tonlage:** Die Tonlage des Miaus kann dir viel über die Absicht deiner Katze verraten. Ein hohes, sanftes Miau könnte eine beruhigende Botschaft sein, während ein tiefes, kraftvolles Miau vielleicht eine Warnung oder eine Aufforderung zur Handlung ist.

- **Spüre die Energie:** Katzen kommunizieren nicht nur durch Laute, sondern auch durch Energie. Wenn deine Katze miaut, versuche, ihre Energie zu spüren und zu verstehen, was sie dir damit mitteilen möchte. Vielleicht möchtest du dich hinsetzen und in Ruhe darüber nachdenken, was dir das Miau sagen könnte.

Die Verbindung zwischen Miau und Meditation

Du kannst das Miau deiner Katze auch als Teil deiner Meditationspraxis nutzen. Setze dich in die Nähe deiner Katze und höre bewusst auf ihr Miau. Lasse den Klang in dich eindringen und spüre, wie er auf deine Gedanken und Emotionen wirkt. Diese Übung kann dir helfen, dich mit der Energie deiner Katze zu verbinden und ihre spirituellen Botschaften besser zu verstehen.

Du könntest sogar versuchen, das Miau als Mantra in deine Meditation einzubeziehen. Wiederhole den Klang des Miaus in deinem Kopf und lass ihn dich in einen Zustand tiefer Entspannung und spiritueller Offenheit führen. Diese Praxis kann dir helfen, dich auf eine höhere Ebene der Kommunikation einzustimmen und die Weisheit deiner Katze besser zu empfangen.

Schlussgedanke des Kapitels

Das Miau deiner Katze ist mehr als nur ein Laut – es könnte eine spirituelle Botschaft sein, die dir Hinweise auf deinen Lebensweg oder deine spirituelle Praxis gibt. Indem du lernst, die verschiedenen Arten des Miaus zu verstehen und seine spirituelle Bedeutung zu entschlüsseln, kannst du eine tiefere Verbindung zu deiner Katze und zur spirituellen Welt aufbauen. Denke daran: Jedes Miau könnte der Beginn einer tiefen, spirituellen Unterhaltung sein, die nur darauf wartet, gehört zu werden.

Miau und aufmerksame Grüße!

Kapitel 35: Katzen und Spiegel – Ein Blick in die parallele Welt

Katzen haben eine besondere Faszination für Spiegel. Was sehen sie, wenn sie sich selbst im Spiegel betrachten? In diesem Kapitel erfährst du, wie du den Spiegel als Tor zur parallelen Welt nutzen kannst, und was deine Katze dir dabei zeigen kann. Vielleicht gibt es mehr zu sehen, als nur ein hübsches Gesicht mit Schnurrhaaren.

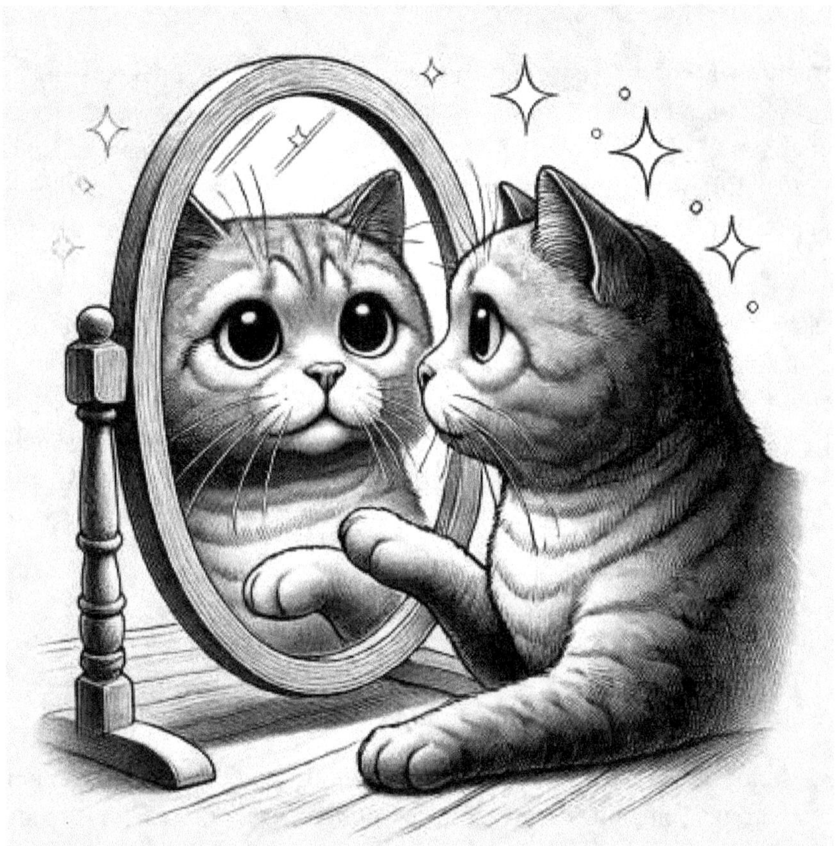

Die geheimnisvolle Welt der Spiegel

Spiegel sind seit jeher mit Magie und Mystik verbunden. In vielen Kulturen gelten Spiegel als Portale zu anderen Welten oder Dimensionen, und es wird gesagt, dass sie die Fähigkeit haben, nicht nur das physische Abbild, sondern auch die Seele zu reflektieren. Katzen scheinen diese besondere Eigenschaft von Spiegeln zu spüren, und ihre Faszination für ihr eigenes Spiegelbild könnte darauf hinweisen, dass sie etwas sehen, das für uns unsichtbar bleibt.

Wenn deine Katze vor einem Spiegel steht und in ihn starrt, könnte sie tatsächlich einen Blick in eine parallele Welt werfen – eine Welt, die neben der unseren existiert und in der vielleicht ein anderes „Katzenselbst" lebt. Katzen haben von Natur aus eine erhöhte Wahrnehmung für energetische Felder, und es ist möglich, dass sie durch den Spiegel eine Verbindung zu dieser anderen Dimension herstellen.

Was sieht deine Katze im Spiegel?

Während wir Menschen unser Spiegelbild als genau das sehen – eine Reflexion unseres physischen Körpers – könnte deine Katze etwas viel Tieferes wahrnehmen. Es könnte sein, dass sie im Spiegel nicht nur sich selbst, sondern auch andere Wesenheiten oder Energien sieht, die in der parallelen Welt existieren. Diese Wahrnehmung könnte ihre Neugierde wecken und sie dazu bringen, den Spiegel genauer zu untersuchen.

Vielleicht hat deine Katze das Gefühl, dass der Spiegel eine Art Fenster ist, durch das sie einen Blick auf eine andere Version ihrer selbst oder auf andere spirituelle Wesen werfen kann. Ihre Reaktionen auf das, was sie im Spiegel sieht – sei es ein aufgeregtes Fauchen, ein neugieriges Miauen oder ein intensives Starren – könnten dir Hinweise darauf geben, was sie in dieser anderen Dimension wahrnimmt.

Der Spiegel als spirituelles Werkzeug

Du kannst den Spiegel in deinem Zuhause auch als spirituelles Werkzeug nutzen, um deine eigene Verbindung zur parallelen Welt zu erforschen. Hier sind einige Möglichkeiten, wie du dies tun kannst:

- **Spiegelmeditation:** Setze dich vor einen Spiegel und betrachte dein eigenes Spiegelbild. Versuche, dich auf mehr als nur dein physisches Erscheinungsbild zu konzentrieren – schaue tief in deine eigenen Augen und versuche, die energetischen Felder um dich herum wahrzunehmen. Vielleicht spürst du eine Verbindung zu einer anderen Dimension oder einem anderen Aspekt deiner selbst.

- **Kommunikation durch den Spiegel:** Wenn du das Gefühl hast, dass deine Katze mit etwas im Spiegel kommuniziert, kannst du versuchen, dich auf diese Energie einzustimmen. Lege deine Hand sanft auf den Spiegel und schließe die Augen. Stelle dir vor, dass der Spiegel ein Fenster ist, durch das du mit dieser anderen Welt kommunizieren kannst. Du könntest Botschaften empfangen oder einfach ein Gefühl von Präsenz spüren, das über das Physische hinausgeht.

- **Spiegelrituale:** Spiegel wurden schon immer in magischen Ritualen verwendet, um in andere Welten zu blicken oder verborgene Wahrheiten zu enthüllen. Du könntest ein kleines Ritual durchführen, bei dem du eine Kerze vor den Spiegel stellst und meditierst, während du in das flackernde Licht und seine Reflexion schaust. Lasse den Spiegel zu einem Werkzeug werden, das dir hilft, deine eigene spirituelle Reise zu vertiefen und verborgene Aspekte deines Lebens zu erkennen.

Die Verbindung zwischen Katze und Spiegelwelt

Es könnte sein, dass deine Katze eine besondere Rolle als Wächterin der Spiegelwelt hat. Ihre Neugierde und ihre Reaktionen auf Spiegel könnten darauf hindeuten, dass sie eine tiefere Verbindung zu dieser parallelen Welt hat und vielleicht sogar als Vermittlerin zwischen den Welten fungiert.

Achte darauf, wie deine Katze mit Spiegeln interagiert und welche Signale sie dir gibt. Ihre Körpersprache, ihre Laute und ihre Bewegungen könnten dir helfen, mehr über die geheimnisvolle Welt der Spiegel zu erfahren und deine eigene spirituelle Reise zu bereichern.

Schlussgedanke des Kapitels

Spiegel sind mehr als nur reflektierende Oberflächen – sie könnten Tore zu parallelen Welten und Dimensionen sein, die deine Katze intuitiv wahrnimmt. Indem du den Spiegel als spirituelles Werkzeug nutzt und auf die Hinweise deiner Katze achtest, kannst du tiefer in die Mysterien dieser anderen Welt eintauchen und neue Einsichten über dich selbst und das Universum gewinnen. Denke daran: Manchmal zeigt uns der Spiegel mehr als nur unser Spiegelbild – er zeigt uns, wer wir wirklich sind.

Miau und spiegelnde Grüße!

Bonus

1. Das interaktive „Katzen-Karma-Quiz"

Willkommen zum ultimativen „Katzen-Karma-Quiz"! Hast du dich jemals gefragt, welches Karma du in den Augen deiner Katze hast? Ist es das eines weisen Katzen-Yogis, oder doch eher das eines naiven Anfänger-Katzenbediensteten? Hier ist deine Chance, es herauszufinden!

Frage 1: Deine Katze miaut dich frühmorgens aus dem Bett. Was tust du?

- A) Du stehst sofort auf, gehst in die Küche und servierst ihr das feinste Futter, das der Kühlschrank hergibt.

- B) Du drehst dich um und versuchst, sie zu ignorieren, in der Hoffnung, dass sie aufgibt (Spoiler: tut sie nicht).

- C) Du öffnest ihr widerwillig die Tür zum Schlafzimmer, sodass sie raus kann – dann gehst du wieder schlafen.

Frage 2: Deine Katze bringt dir ein „Geschenk" (z.B. eine tote Maus). Deine Reaktion?

- A) Du lobst sie ausgiebig für ihre Jagdkünste und bietest ihr als Dankeschön einen Leckerbissen an.

- B) Du erschrickst, schreist auf und rennst weg, während die Katze stolz ihre Beute präsentiert.

- C) Du entsorgst das „Geschenk" diskret und überlegst, ob du das Fenster besser geschlossen hältst.

Frage 3: Dein Stubentiger sitzt auf der Tastatur deines Laptops, während du arbeitest. Was machst du?

- A) Du legst die Arbeit zur Seite und widmest dich voll und ganz deiner Katze – schließlich hat sie Priorität.

- B) Du versuchst, um sie herum zu tippen, während du ihr mit der anderen Hand den Kopf kraulst.

- C) Du versuchst, sie sanft wegzuschieben, nur um festzustellen, dass sie wieder da ist, sobald du dich umdrehst.

Frage 4: Wie oft redest du mit deiner Katze?

- A) Ständig – sie versteht mich besser als jeder Mensch!

- B) Nur gelegentlich – meistens, wenn ich ihr etwas mitteilen muss (z.B. „Runter von der Couch!").

- C) Reden? Nein, ich spreche ihre Körpersprache!

Auswertung:

- **Meistens A: Katzen-Yogi des Jahres** – Du bist ein wahrer Katzenflüsterer! Deine Katze betrachtet dich als einen ihrer eigenen – weise, geduldig und immer bereit, ihre Bedürfnisse zu erfüllen. Dein Karma ist makellos, und du bist auf dem besten Weg zur Erleuchtung (mit deiner Katze als spirituellem Führer).

- **Meistens B: Katzen-Novize** – Du verstehst die Grundlagen, aber es gibt noch viel zu lernen. Deine Katze schätzt deine Bemühungen, aber sie weiß, dass du noch nicht ganz auf ihrem Niveau bist. Keine Sorge, mit ein wenig mehr Übung wirst du sicher bald Fortschritte machen.

- **Meistens C: Katzenbediensteter auf Bewährung** – Du hast noch einen weiten Weg vor dir. Deine Katze hält dich vielleicht für ihren persönlichen Assistenten, aber sie hat noch Hoffnung, dass du irgendwann aufwachst und deine wahre Berufung erkennst: Ihr Dasein zu verherrlichen. Bleib dran!

2. „Katzen-Mythen und ihre überraschend wahren Ursprünge"

In diesem Kapitel werfen wir einen amüsanten Blick auf die wildesten Mythen rund um Katzen – und enthüllen, dass in manchen dieser Geschichten vielleicht mehr Wahrheit steckt, als wir dachten. Bereit, ein paar uralte Geheimnisse zu lüften? Los geht's!

Mythos 1: Katzen haben neun Leben Dieser Mythos stammt ursprünglich aus dem alten Ägypten, wo Katzen als heilige Wesen verehrt wurden. Die Zahl Neun galt als heilig und symbolisierte Vollständigkeit. Natürlich dachte man sich damals: „Diese majestätischen Tiere müssen einfach neun Leben haben!" Doch ist da wirklich etwas dran?

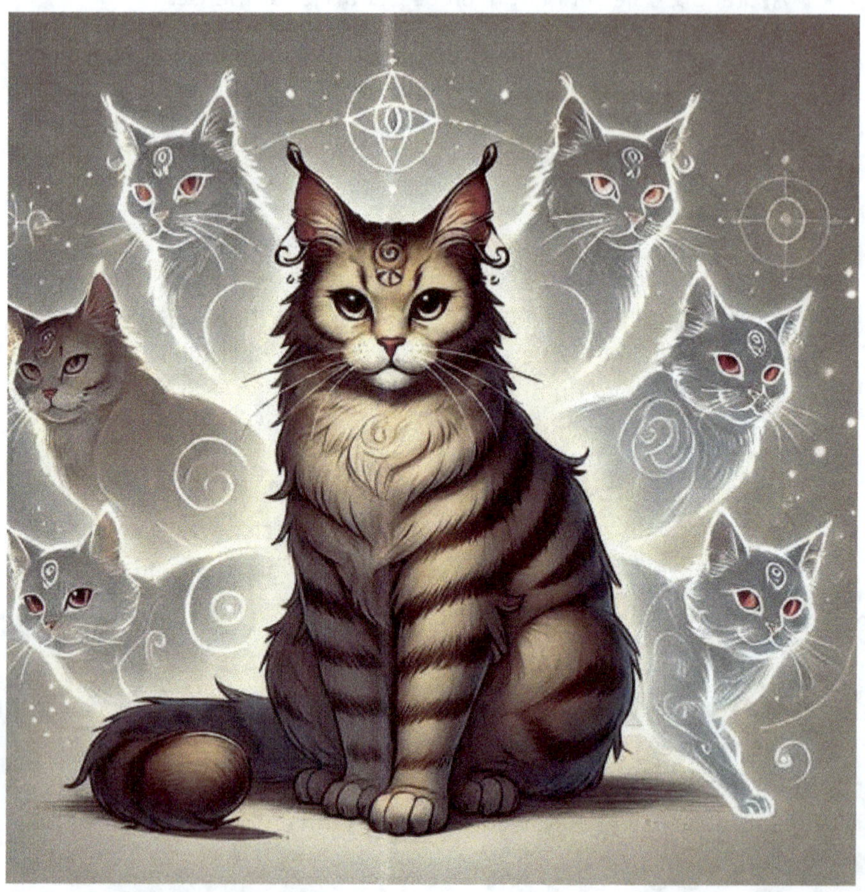

Die Wahrheit: Wenn du beobachtest, wie oft deine Katze von einem hohen Schrank springt und unbeschadet landet, oder wie sie gefährlichen Situationen scheinbar mühelos entkommt, könnte man fast glauben, dass sie wirklich neun Leben hat. Allerdings handelt es sich wahrscheinlich eher um ihre unglaubliche Geschicklichkeit und ihren Sinn für Gefahr – oder, wer weiß, vielleicht weiß sie ja wirklich etwas, das wir nicht wissen?

Mythos 2: Katzen können Geister sehen Viele Menschen glauben, dass Katzen in der Lage sind, Geister oder spirituelle Wesen wahrzunehmen. Schließlich, warum sonst starrt deine Katze manchmal scheinbar ins Leere oder folgt mit den Augen einem unsichtbaren Objekt?

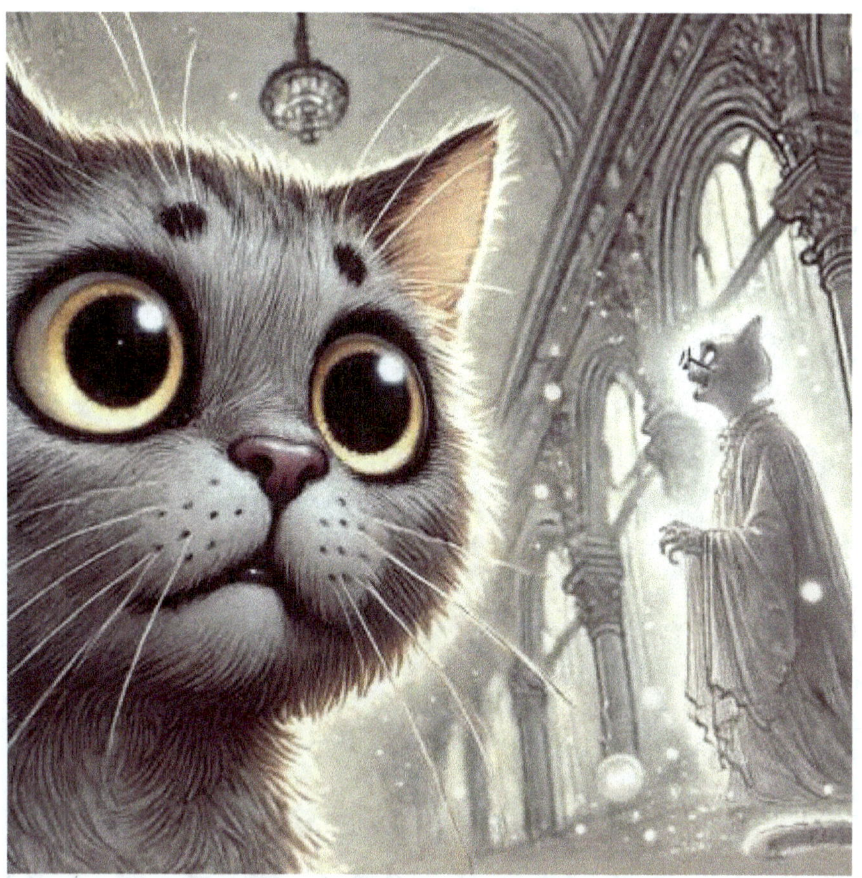

Die Wahrheit: Nun, wir können nicht mit Sicherheit sagen, was deine Katze sieht, aber es gibt eine Menge Hinweise darauf, dass ihre scharfen Sinne und ihre Verbindung zur spirituellen Welt sie tatsächlich in die Lage versetzen, Dinge wahrzunehmen, die uns verborgen bleiben. Vielleicht sieht sie wirklich einen Geist – oder sie spielt einfach ein kompliziertes Katzenspiel, bei dem wir nicht mitspielen dürfen.

Mythos 3: Katzen bringen Unglück Schwarze Katzen wurden im Mittelalter oft mit Hexen in Verbindung gebracht und galten als Unglücksbringer. Ein Aberglaube, der sich bis heute hält, vor allem am Freitag, dem 13. Aber ist das wirklich so?

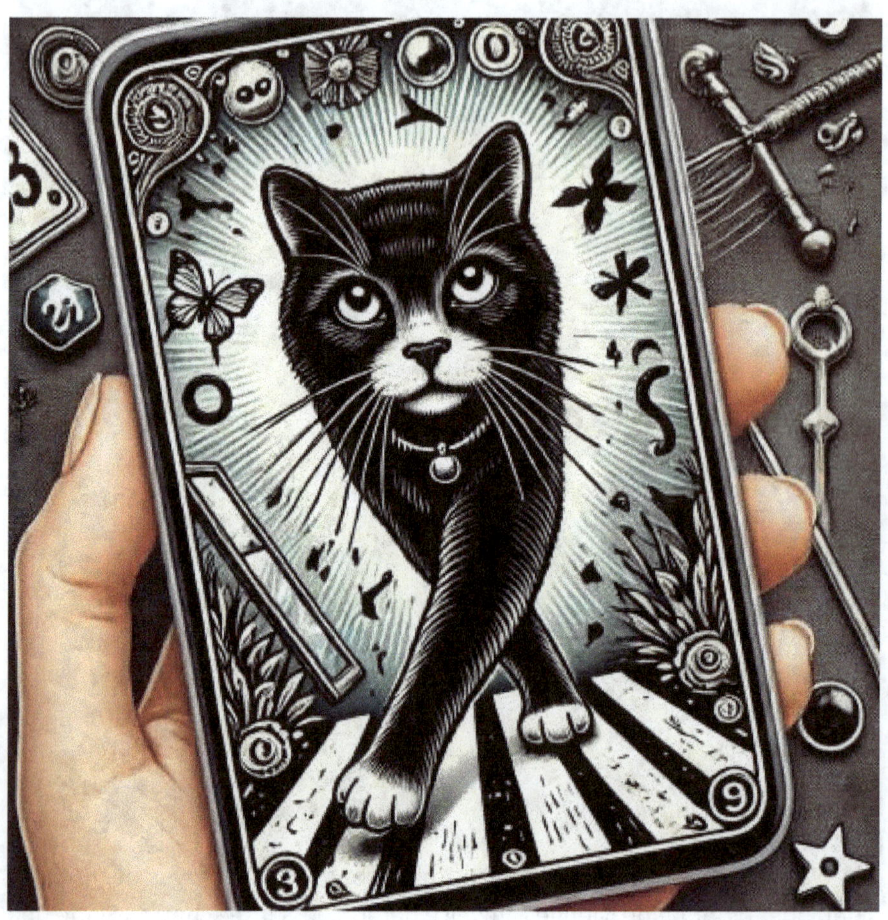

Die Wahrheit: Das ist natürlich Unsinn! Schwarze Katzen bringen kein Unglück – im Gegenteil, in vielen Kulturen gelten sie als Glücksbringer. Sie sind einfach nur missverstanden und müssen sich mit einem schlechten Ruf herumschlagen. Also, wenn du das nächste Mal einer schwarzen Katze begegnest, freue dich über das Glück, das sie dir bringt!

Mythos 4: Katzen können Gedanken lesen Manchmal scheint es, als wüsste deine Katze genau, was du denkst – bevor du es überhaupt selbst weißt. Sie erscheint aus dem Nichts, genau dann, wenn du es am wenigsten erwartest, oder starrt dich durchdringend an, als ob sie deine innersten Geheimnisse kennt.

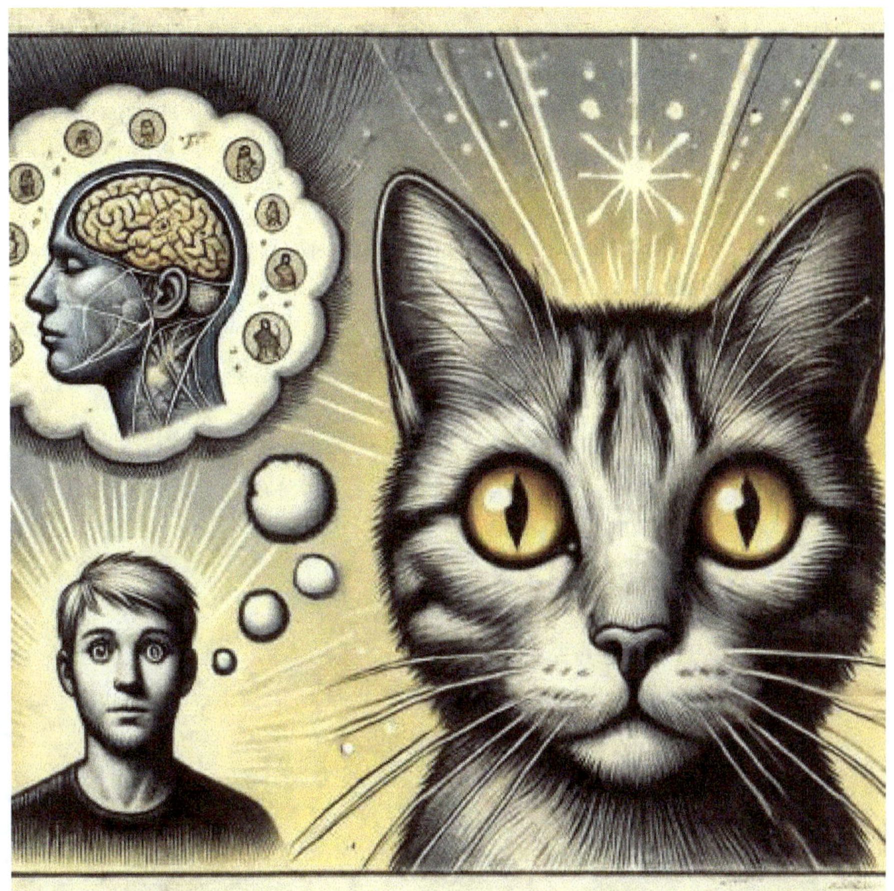

Die Wahrheit: Wissenschaftlich gesehen gibt es keine Beweise dafür, dass Katzen Gedanken lesen können. Aber wer braucht schon Wissenschaft, wenn man Katzen hat? Ihre unglaubliche Intuition und ihre Fähigkeit, deine Stimmung zu erfassen, könnten durchaus darauf hindeuten, dass sie Zugang zu einer Art „Katzen-Telepathie" haben. Also, pass auf, was du denkst – sie könnte zuhören!

3. „Katze des Monats"-Galerie

Willkommen in unserer exklusiven „Katze des Monats"-Galerie, in der wir einige der außergewöhnlichsten spirituellen Katzenpersönlichkeiten vorstellen, die jede für sich eine besondere Lektion im Bereich der Katzenspiritualität verkörpert. Also lehne dich zurück und genieße die schnurrende Weisheit unserer Meister.

Januar: Yogi-Miauzinger Dieser sanftmütige Yogi-Kater verbringt seine Tage in tiefen Meditationen und meistert die „Katze-Kuh"-Pose wie kein anderer. Seine Schnurr-Mantras bringen Ruhe und Frieden in jedes Zuhause, das er besucht. Eine Lektion in Gelassenheit und innerem Frieden –

„Ommm-miau!"

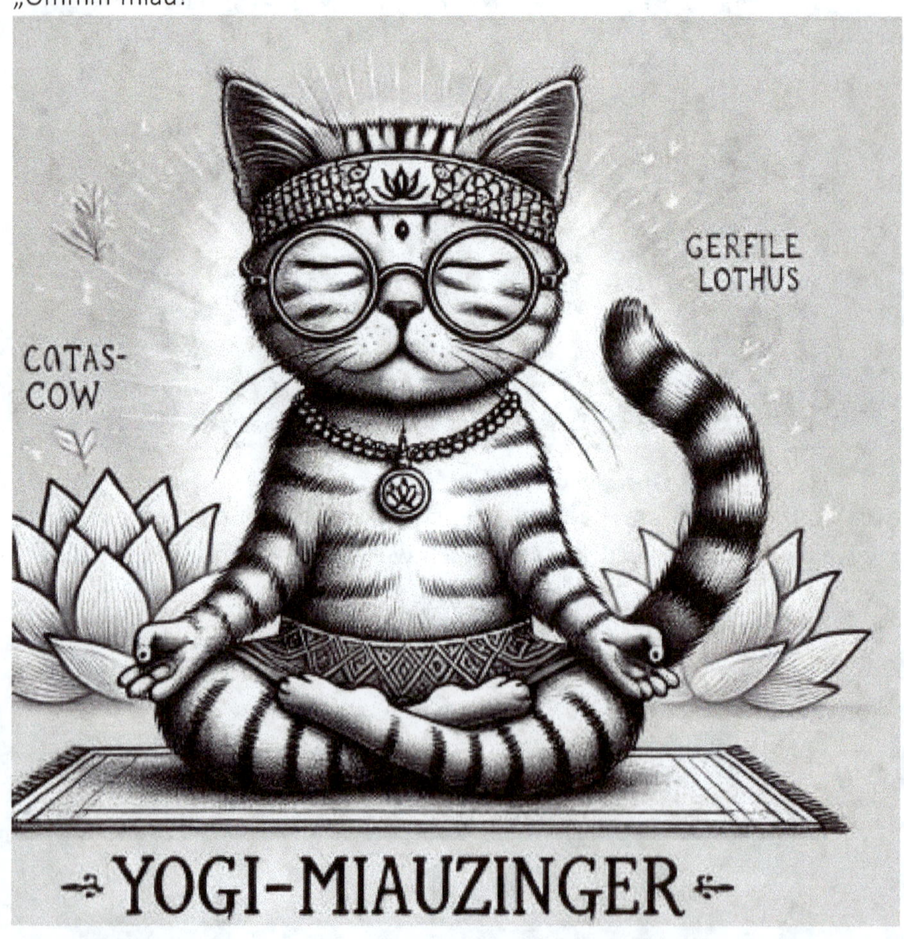

Februar: Guru-Kitty Guru-Kitty hat die Weisheit der Jahrhunderte in sich vereint. Ihre Lehren umfassen alles, von der Kunst des lautlosen Schleichens bis hin zur perfekten Schnurr-Meditation. In ihrem tiefen Blick erkennt man das Geheimnis des Universums – oder zumindest das, wie man die besten Leckerbissen vom Tisch stiehlt.

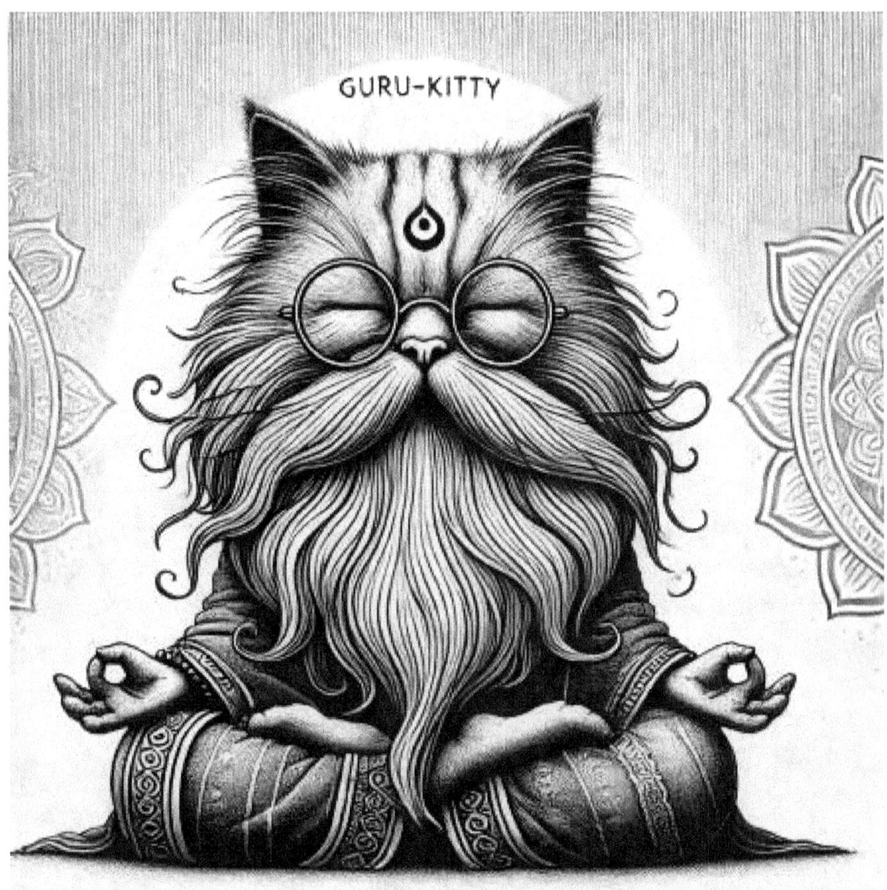

März: Miau-dini Miau-dini ist die Meisterin der Entfesselungskunst. Ob verschlossene Türen, verknotete Schnüre oder vermeintlich unerreichbare Leckerbissen – nichts ist vor ihr sicher. Ihre Geheimwaffe? Unermüdliche Hartnäckigkeit und der Glaube daran, dass alles erreichbar ist – mit genügend Geduld und einem lautstarken „Miau!"

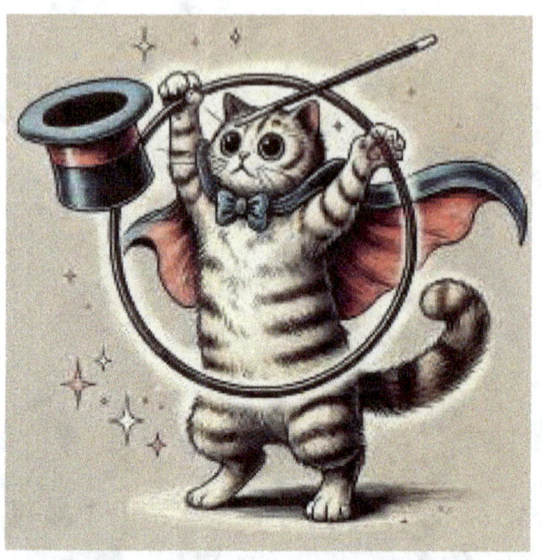

April: Schläfchen-Samurai Dieser furchtlose Krieger hat sich auf die Kunst des strategischen Nickerchens spezialisiert. Seine Philosophie: Ein gut getimtes Schläfchen kann jedes Problem lösen – oder zumindest so lange hinauszögern, bis es sich von selbst erledigt. „Schlafe dich zur Erleuchtung" lautet sein Motto.

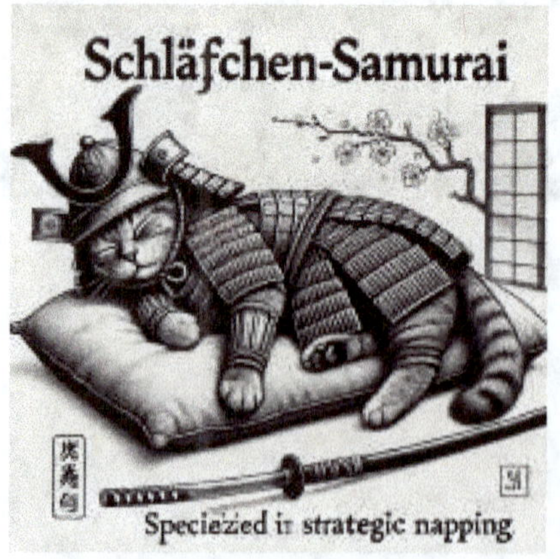

Mai: Katz-imator Keine Herausforderung ist zu groß, kein Kratzbaum zu hoch – Katz-imator ist der ultimative Abenteurer, der sich furchtlos in jedes neue Territorium stürzt. Seine Botschaft? „Habe keine Angst vor dem Unbekannten – klettere einfach darauf und schärfe deine Krallen!"

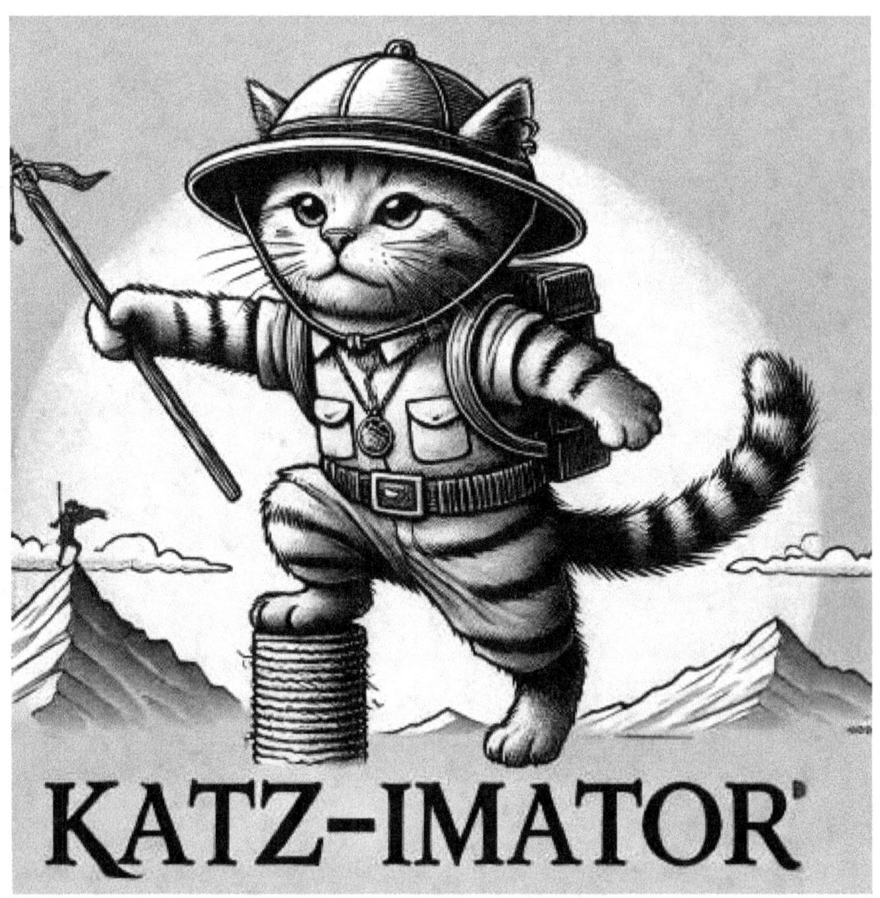

Juni: Schnurr-der Diese geheimnisvolle Katze ist ein Meister des Schnurrens – ihr schnurrendes Mantra kann selbst den härtesten Katzenbaum zum Schwingen bringen. Es heißt, dass sie einmal ein ganzes Wohnzimmer allein mit der Kraft ihres Schnurrens neu arrangiert hat. Ihre Weisheit? „Alles im Leben hat seinen Rhythmus – finde deinen und schnurre laut!"

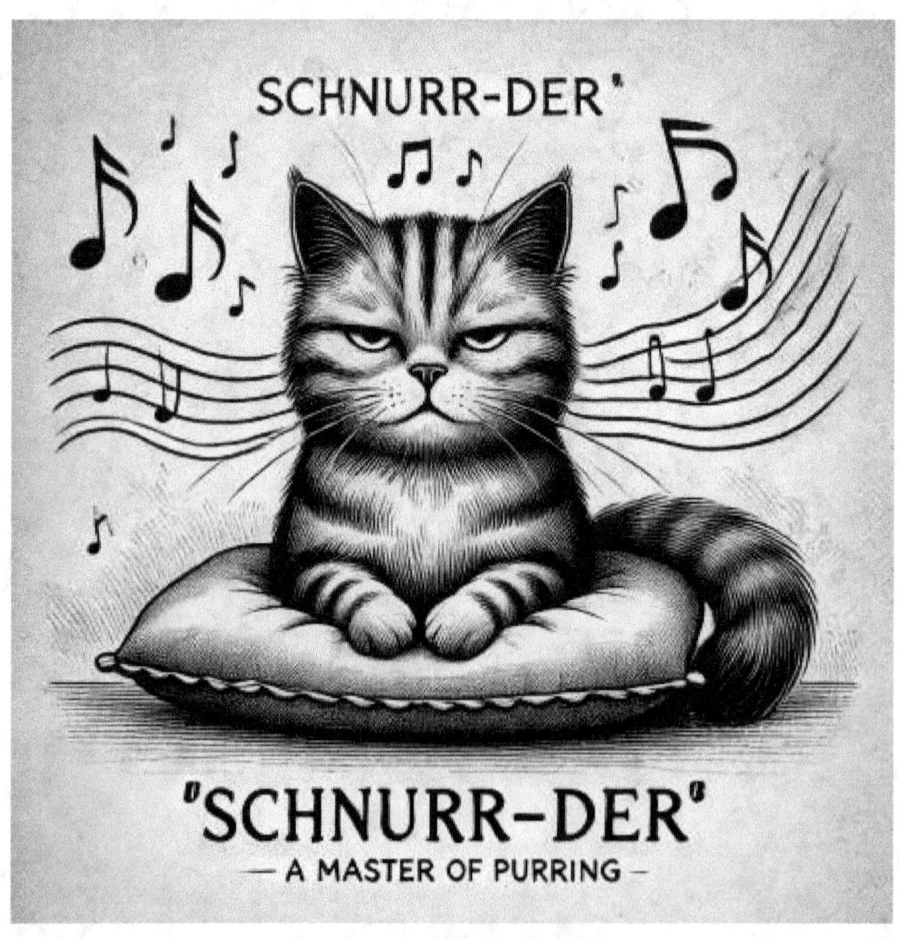

Juli: Mysti-cat Mysti-cat ist die Königin der Spiegelwelten und Meisterin der geheimen Pfade. Ihre Augen sehen mehr als nur das Offensichtliche, und sie führt dich gerne auf eine Reise durch die geheimnisvollen Dimensionen des Katzenuniversums. Ihr Motto: „Sieh nicht nur mit den Augen – sieh mit dem Herzen."

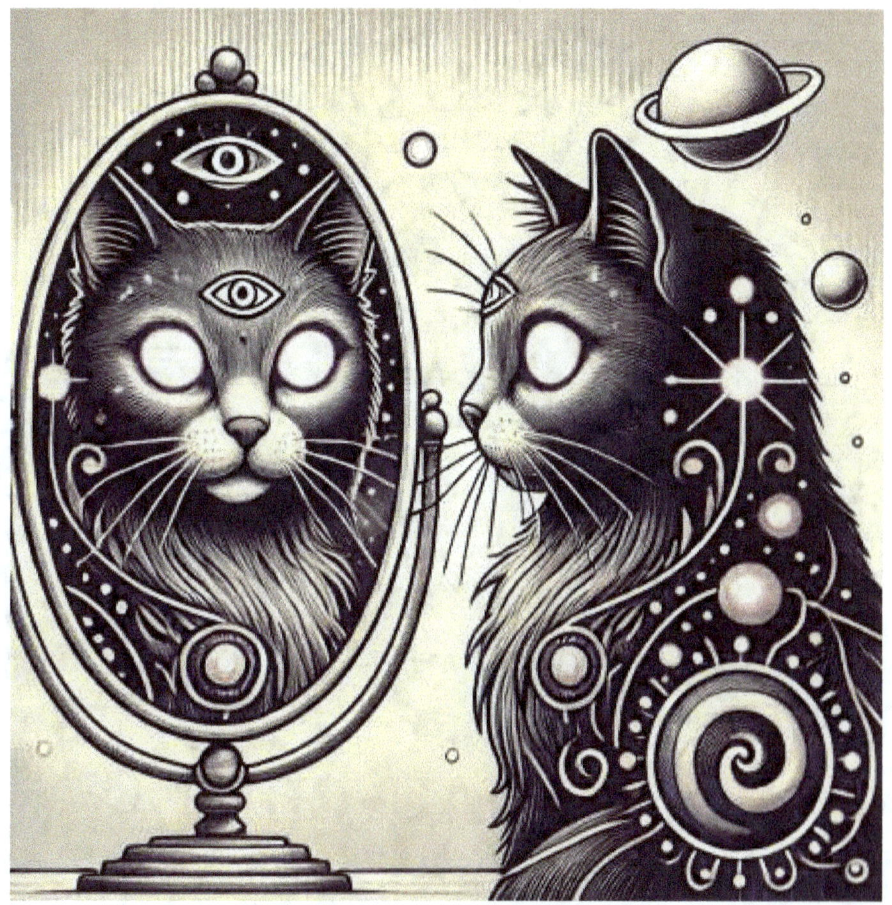

August: Chef-Miau-chef : Chef-Miau-chef ist die unangefochtene Küchenchefin im Reich der Katzendelikatessen. Ihre kulinarischen Kreationen sind legendär, und sie weiß genau, wie man den perfekten Snack zubereitet – am liebsten aus den exklusivsten Zutaten deines Kühlschranks. Ihre Spezialität? Eine exquisite Mischung aus Thunfisch, Sahne und einem Hauch von Katzenminze. Ihr Motto: „Kochen ist Kunst, aber das wahre Meisterwerk ist der leere Napf."

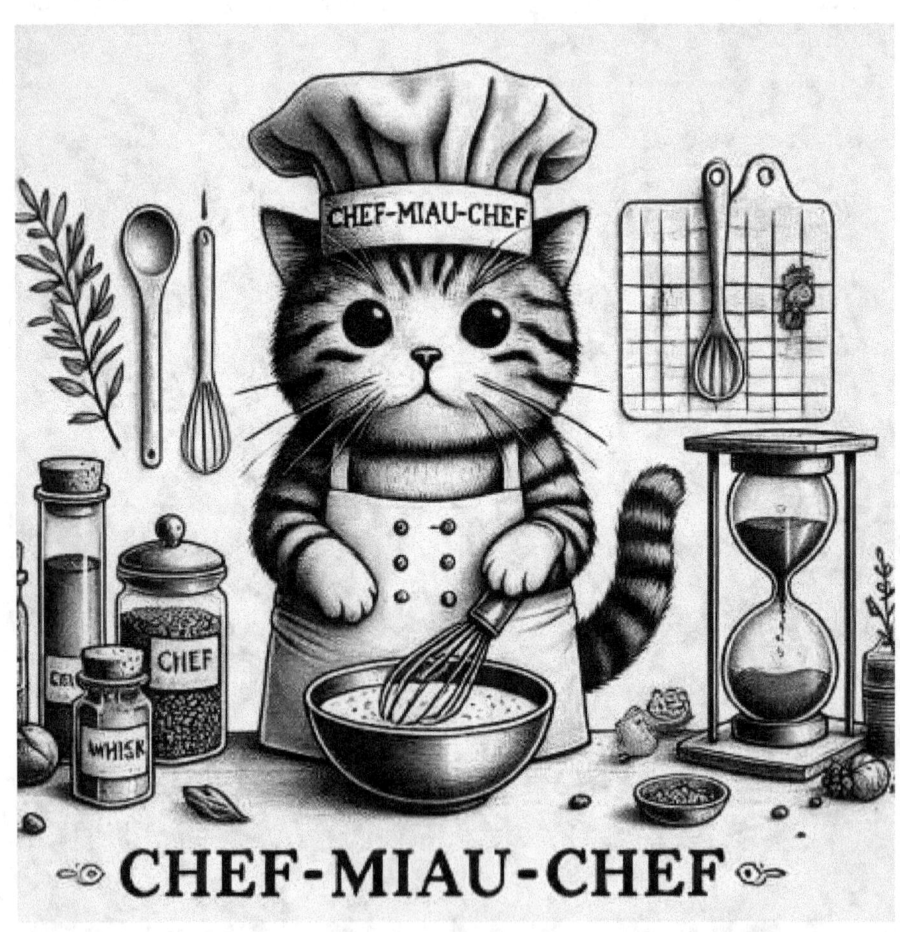

September: Spiri-Maus Diese spirituelle Beraterin in Katzenform hat einen direkten Draht zum Universum – und das zeigt sich in ihrer Fähigkeit, jedes Staubkorn oder jede winzige Spinne aufzuspüren und ihnen eine spirituelle Bedeutung zu verleihen. „Nichts ist zufällig", sagt Spiri-Maus, „nicht einmal die Staubflusen unter dem Sofa. Höre auf die Zeichen, und du wirst Erleuchtung finden."

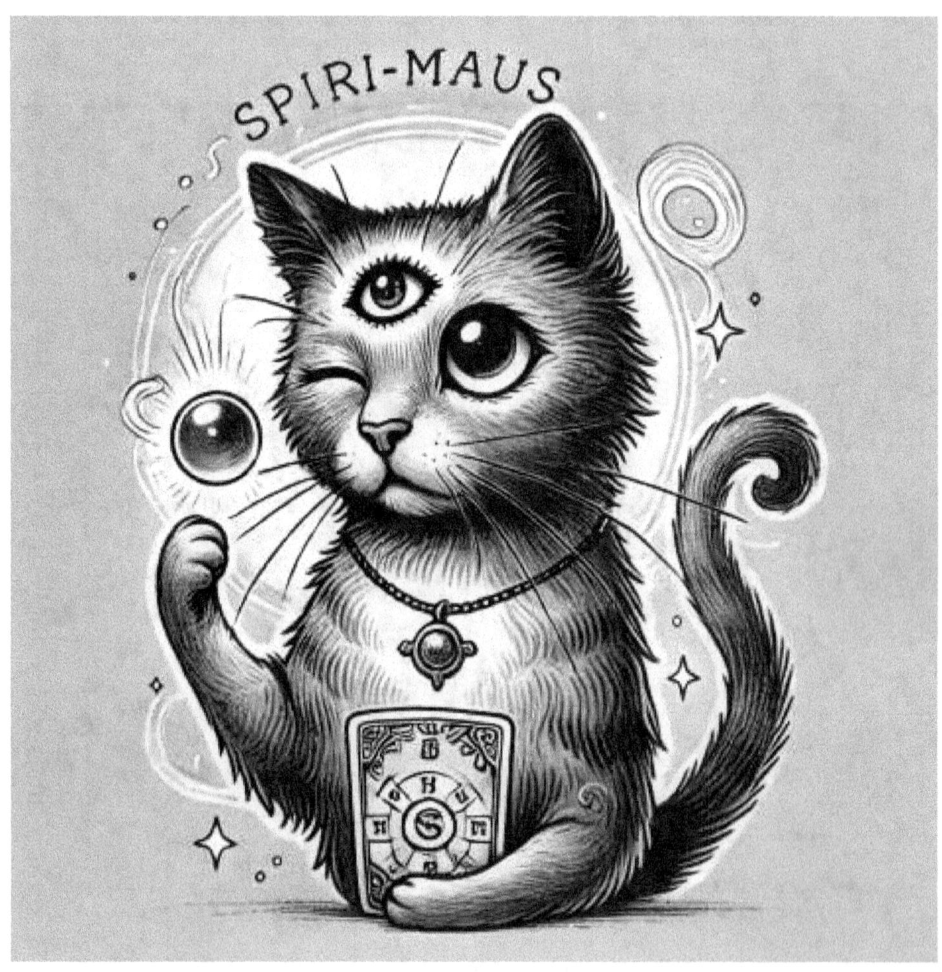

Oktober: Miau-gick Miau-gick ist die Zauberin unter den Katzen, die jede Ecke deines Hauses in eine magische Welt verwandeln kann. Ihre Zauberkünste? Plötzliches Auftauchen aus dem Nichts, das Verschwinden von Haarbändern, und das mysteriöse Erscheinen von Spielzeugmäusen, wo du sie am wenigsten erwartest. Ihr Spruch: „Das Leben ist voller Magie – man muss nur wissen, wo man sie versteckt hat."

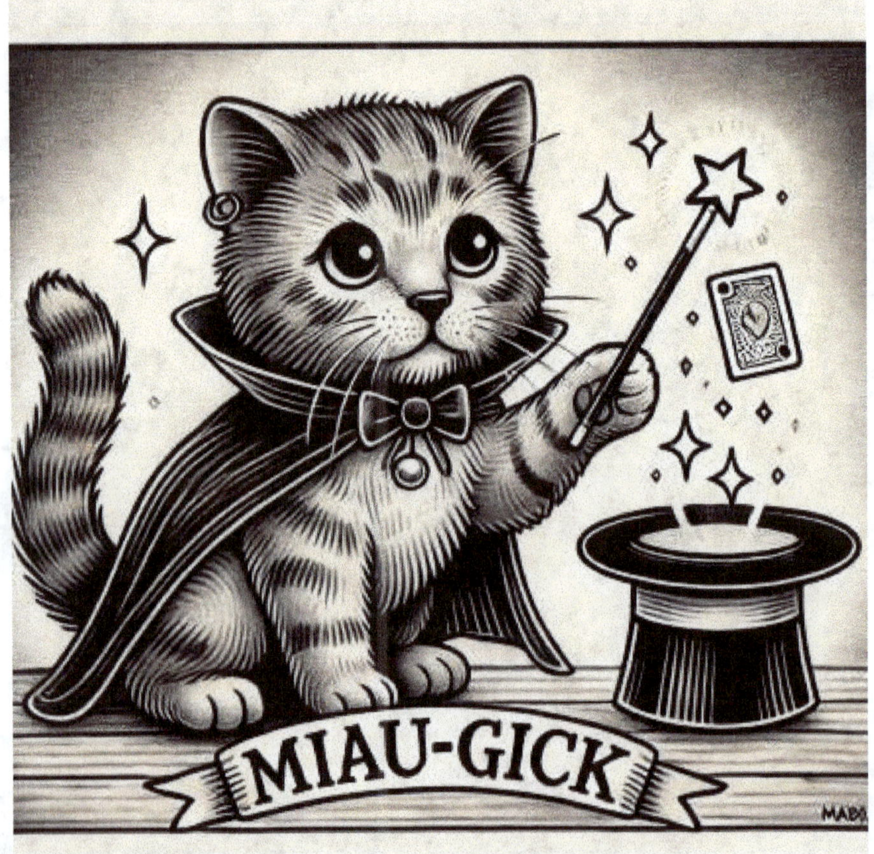

November: Couch-Kommandant Couch-Kommandant ist die Meisterin der Couch-Beherrschung. Sie kennt die besten Plätze, die kuscheligsten Kissen und die effektivsten Strategien, um deinen Platz einzunehmen, sobald du aufstehst. Ihre Philosophie: „Das Leben ist ein Kampf um den besten Platz – und ich gewinne immer."

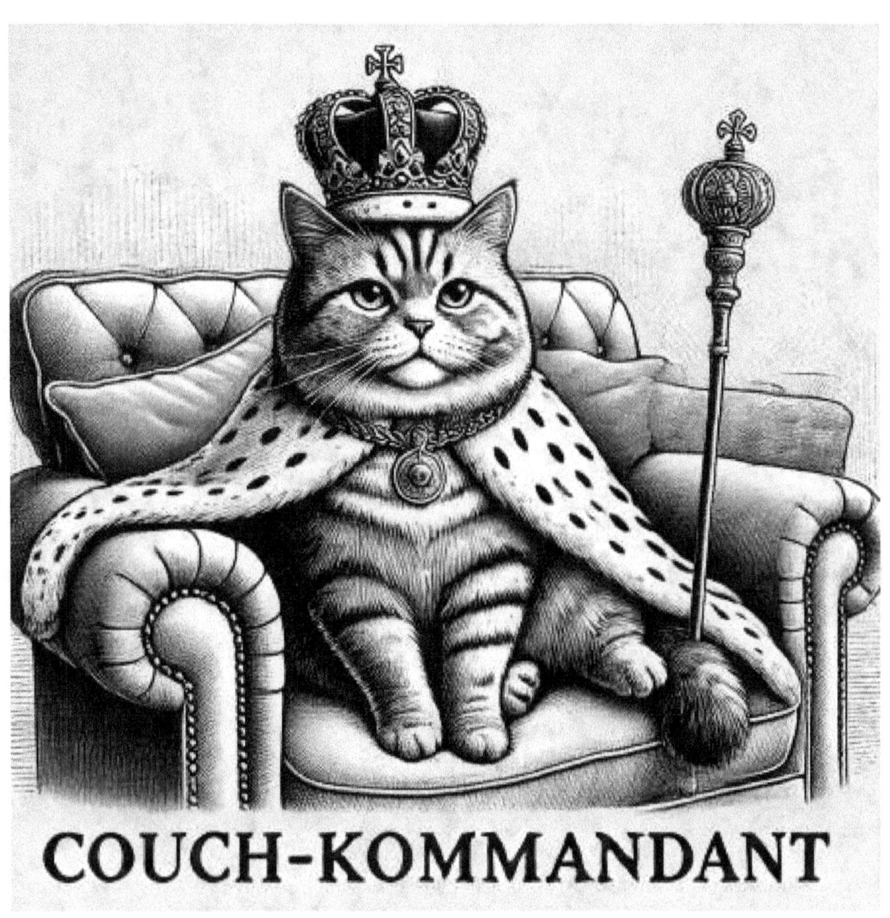

Dezember: Schnurr-melodie Schnurr-melodie ist eine wahre Musikliebhaberin und nutzt ihr Schnurren, um die perfekte Hintergrundmusik für jede Stimmung zu schaffen. Ob beruhigend, motivierend oder einfach nur schnurrtastisch – ihre Schnurr-Melodien sind unübertroffen. Ihr Motto: „Musik liegt in der Luft – vor allem, wenn ich auf deinem Schoß liege."

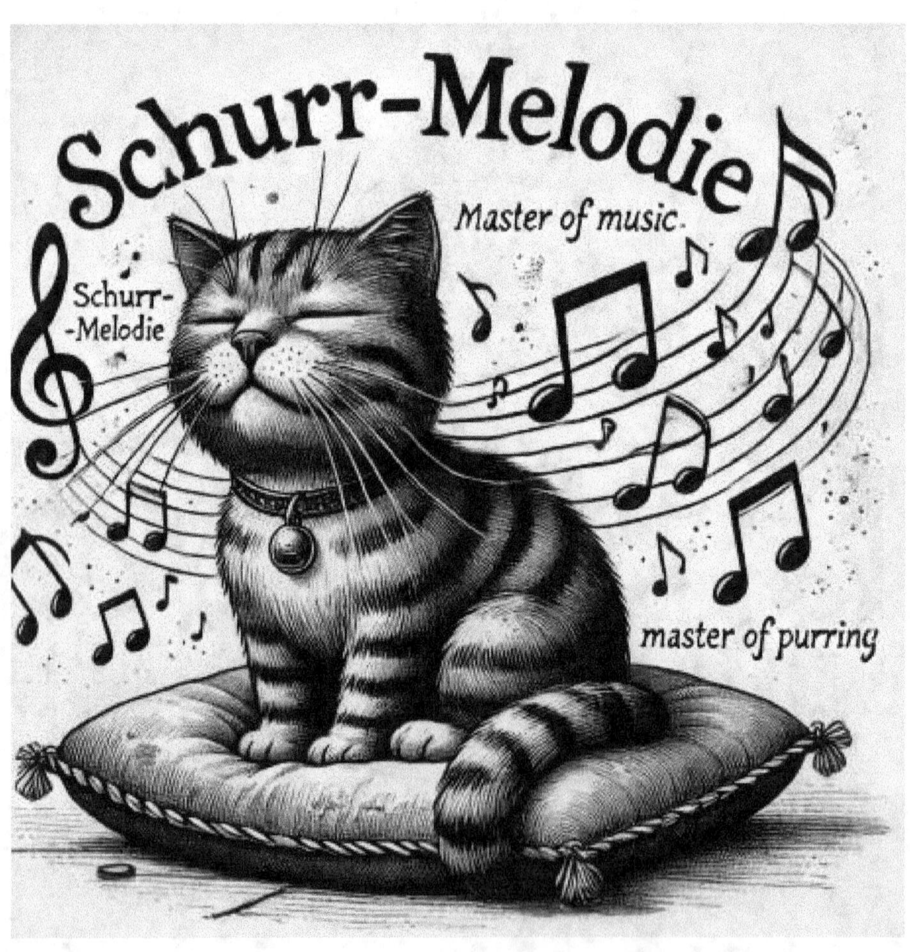

4. „Spirituelle Rituale für dich und deine Katze"

In diesem Kapitel geht es um die geheimen Rituale, die du und deine Katze gemeinsam praktizieren könnt, um eure spirituelle Verbindung zu vertiefen und gleichzeitig viel Spaß zu haben. Lass uns die Grenzen der Katzenspiritualität erweitern und einige magische Momente schaffen!

Ritual 1: Schnurr-Yoga Beginne deinen Tag mit einer gemeinsamen Schnurr-Yoga-Session. Setze dich bequem auf den Boden und lade deine Katze ein, sich zu dir zu gesellen. Starte mit einer „Katze-Kuh"-Pose, und lass deine Katze dir zeigen, wie man es richtigmacht. Konzentriere dich auf deinen Atem, während deine Katze leise schnurrt – das Schnurren wirkt beruhigend und hilft dir, in den Moment zu kommen. Beende die Session mit einer sanften Dehnung und einer liebevollen Umarmung (wenn deine Katze es zulässt). Namaste und miau!

Ritual 2: Vollmond-Miau-Tanz Wenn der Vollmond am Himmel steht, ist es Zeit für den Vollmond-Miau-Tanz! Dieses Ritual ist perfekt, um die Energien des Mondes zu nutzen und deine Verbindung zu deiner Katze zu stärken. Zieh deine gemütlichsten Socken an und nimm deine Katze auf den Arm. Drehe dich langsam im Kreis, während du leise „Miau" singst. Lass den Mondschein auf dich und deine Katze scheinen, während ihr gemeinsam die Magie des Augenblicks genießt. Vielleicht möchte deine Katze sogar ein paar Pirouetten drehen – oder einfach nur zuschauen, wie du dich drehst. In jedem Fall ist der Vollmond-Miau-Tanz eine wunderbare Möglichkeit, die Mondenergie zu feiern.

Ritual 3: Chakra-Schnurr-Ritual Dieses Ritual ist perfekt, um deine Chakren zu harmonisieren und gleichzeitig die heilende Kraft des Schnurrens zu nutzen. Setze dich in einen ruhigen Raum, lege dich auf den Rücken und lass deine Katze auf deinem Bauch Platz nehmen. Schließe die Augen und konzentriere dich auf das sanfte Schnurren deiner Katze. Visualisiere, wie das Schnurren durch deine Chakren fließt und Blockaden löst. Beginne beim Wurzelchakra und arbeite dich nach oben bis zum Kronenchakra. Lass das Schnurren jede Zelle deines Körpers durchdringen und spüre, wie du dich mit jeder Schwingung mehr und mehr entspannst. Dieses Ritual ist nicht nur unglaublich beruhigend, sondern stärkt auch die energetische Verbindung zwischen dir und deiner Katze.

Ritual 4: Morgendlicher „Miau"-Gruß Beginne deinen Tag mit einem morgendlichen „Miau"-Gruß, um positive Energie in dein Leben zu ziehen. Sobald du aufwachst, setze dich auf die Bettkante und begrüße den Tag mit einem freundlichen „Miau!" Deine Katze wird wahrscheinlich mit einem eigenen „Miau" antworten, und gemeinsam schafft ihr eine harmonische Atmosphäre für den Tag. Du könntest sogar eine kurze Affirmation hinzufügen, wie „Heute wird ein schnurr-tastischer Tag!" Dieser einfache Gruß bringt Leichtigkeit und Freude in deinen Morgen und hilft dir, den Tag mit einem Lächeln zu beginnen.

5. Ein „Katzen-Weisheits-Wörterbuch"

Willkommen im ultimativen „Katzen-Weisheits-Wörterbuch"! Hier findest du die Übersetzungen der wichtigsten Katzengeräusche und Gesten – von Schnurren bis Miauen. So wirst du endlich verstehen, was deine Katze wirklich sagen will.

Miau Nr. 1: „Hunger-Miau" Dieses Miau ist das Katzenäquivalent von „Ich verhungere!", auch wenn es erst vor fünf Minuten Futter gab. Deine Katze will dir damit sagen: „Du solltest lieber schnell handeln, bevor ich drastische Maßnahmen ergreife (wie das Anstarren bis du aufwachst)."

Miau Nr. 2: „Spiel-Miau" Ein kurzes, spielerisches Miau, oft begleitet von einer Schwanzbewegung und großen, erwartungsvollen Augen. Übersetzung: „Los, schnapp dir das Spielzeug und lass uns ein bisschen Spaß haben!"

Miau Nr. 3: „Konversations-Miau" Ein mittellanges Miau, das häufig im Dialog verwendet wird, als Antwort auf deine Worte. Es bedeutet: „Ich stimme dir zu – aber jetzt rede bitte weiter, ich höre zu!"

Miau Nr. 4: „Ignorier-Miau" Ein kurzes, aber entschiedenes Miau, gefolgt von einem langsamen Blinzeln und Wegschauen. Es bedeutet: „Ich habe dich gehört, aber ehrlich gesagt interessiert es mich nicht. Versuch es später nochmal."

Miau Nr. 5: „Entschuldigungs-Miau" Ein leises, fast trauriges Miau, oft nach einem kleinen Missgeschick (z.B. umgestoßene Vase). Übersetzung: „Ups, das war nicht meine Absicht! Kannst du mir verzeihen? Aber eigentlich war es sowieso nicht meine Schuld..."

Schnurren Stufe 1: „Zufrieden" Ein sanftes, gleichmäßiges Schnurren, das anzeigt, dass deine Katze entspannt und glücklich ist. Sie sagt: „Das hier gefällt mir, bitte weiter so!"

Schnurren Stufe 2: „Heilendes Schnurren" Ein tieferes, rhythmischeres Schnurren, oft dann, wenn sich deine Katze an eine schmerzende Stelle kuschelt. Es bedeutet: „Ich kümmere mich um mich selbst – und vielleicht auch ein bisschen um dich."

Schnurren Stufe 3: „Schnurr-Mantra" Ein lang anhaltendes, fast meditatives Schnurren, das in einem ruhigen Raum widerhallt. Übersetzung: „Ich erreiche gerade einen Zustand höherer Bewusstseinserweiterung – schnurre mit mir, und du wirst es auch tun!"

Pfotenstupser Nr. 1: „Freundlicher Gruß" Ein sanfter Stupser mit der Pfote, oft gefolgt von einem leichten Miauen. Es sagt: „Hey, ich bin hier, wie geht's?"

Pfotenstupser Nr. 2: „Futter bitte!" Ein energischer Stupser mit einem erwartungsvollen Blick und vielleicht sogar einem Miauen. Übersetzung: „Kannst du dich bitte beeilen und den Futternapf füllen?"

Pfotenstupser Nr. 3: „Spielzeug verloren" Ein klagender Pfotenstupser, begleitet von einem traurigen Miauen, oft, wenn das Lieblingsspielzeug unter dem Sofa feststeckt. Es bedeutet: „Hilfe! Mein Spielzeug ist weg – mach dich sofort auf die Suche!"

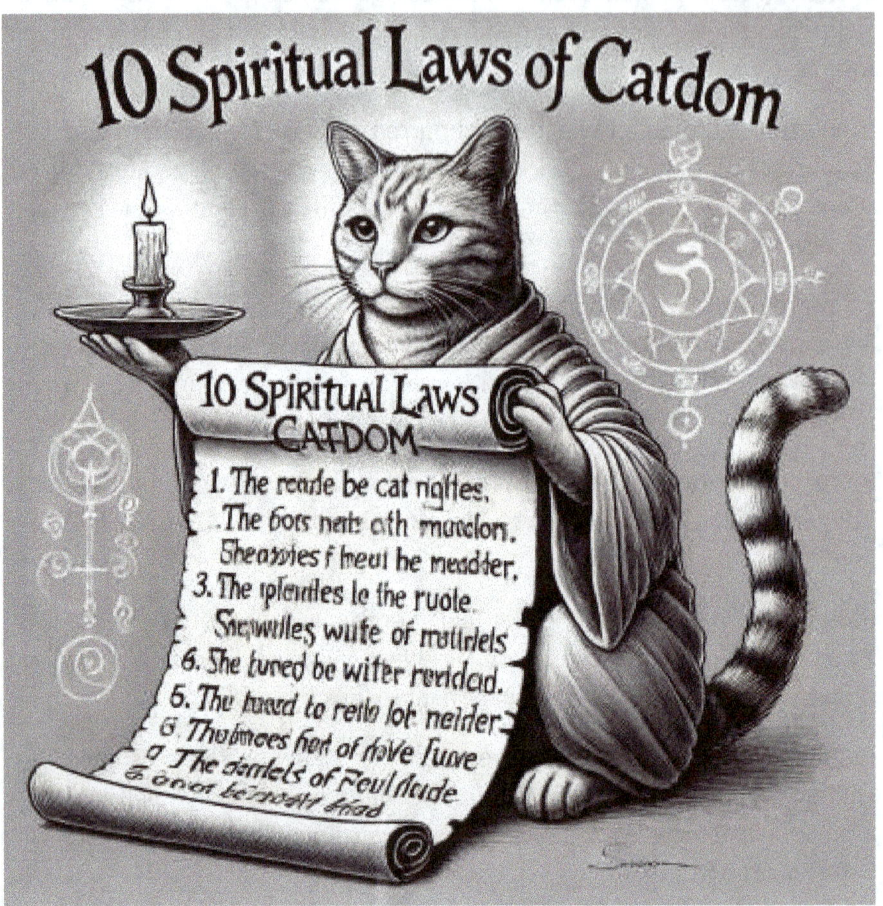

6. „Katzen-Manifest: Die 10 spirituellen Gesetze des Katzendaseins"

Hier enthüllen wir die zehn heiligen Gesetze des Katzendaseins – Regeln, die jede Katze kennt und befolgt. Wenn du diese Gesetze verstehst, hast du den Schlüssel zu einem glücklichen Leben mit deinem pelzigen Guru.

Gesetz Nr. 1: Das Gesetz des allmächtigen Nickerchens „Egal, wie die Welt sich dreht, das Nickerchen ist heilig. Jeder Ort und jede Zeit ist geeignet für eine kleine Ruhepause – das Nickerchen ist die Quelle aller Weisheit."

Gesetz Nr. 2: Die goldene Regel des Ignorierens „Das Ignorieren der Menschheit ist ein Kunstwerk. Es lässt sie in Ehrfurcht verharren und verleiht uns die

Aura des Mysteriums. Nur wenn es unbedingt nötig ist, solltest du einen Blick der Anerkennung schenken."

Gesetz Nr. 3: Die Kunst des Mäusejagens „Jede Bewegung eines Schattens ist ein potenzielles Abenteuer. Auch wenn es nur ein Staubkorn ist – die Jagd ist alles. Das Ziel? Zweitrangig."

Gesetz Nr. 4: Der heilige Napf „Der Napf soll niemals leer sein. Ein leerer Napf ist eine Beleidigung des Katzenkarmas und ein direkter Affront gegen den universellen Katzenkodex. Sorge dafür, dass er immer gefüllt ist."

Gesetz Nr. 5: Der mystische Milchtritt „Jeder Milchtritt ist ein Akt der Erdung und der Rückkehr zu den Ursprüngen. Es ist das Bindeglied zur Vergangenheit und zur spirituellen Quelle aller Kätzchen."

Gesetz Nr. 6: Der Schutz der Schwelle „Die Türschwelle ist der heiligste Ort. Sie ist die Grenze zwischen Welten. Bewache sie mit deinem Leben – und sei bereit, jede Chance zu ergreifen, um nach draußen zu entkommen."

Gesetz Nr. 7: Das Katzengleichgewicht „Balance ist der Schlüssel zum Erfolg. Ob auf einem schmalen Geländer oder im Leben – das Gleichgewicht zu halten, ist eine der höchsten Katzenkünste."

Gesetz Nr. 8: Das Miau des Wissens „Ein Miau ist niemals nur ein Geräusch. Es ist ein Ausdruck tiefster Weisheit, ein Ruf in die Ewigkeit. Setze es klug ein, und es wird dir alles bringen, was du begehrst."

Gesetz Nr. 9: Die Meditation im Mondlicht „Wenn der Mond am Himmel steht, ist die Zeit der Reflexion gekommen. Setze dich ins Mondlicht, schnurre leise und finde deinen inneren Frieden."

Gesetz Nr. 10: Das Katzenschnauben „Wenn du nicht einverstanden bist, lass es die Welt wissen. Ein entschlossenes Katzenschnauben zeigt deine Autorität und sorgt dafür, dass jeder deine Meinung respektiert."

7. „Exklusive Interviews mit berühmten Katzen"

Stell dir vor, du könntest einige der berühmtesten Katzen der Geschichte interviewen. In diesem Kapitel führen wir fiktive, aber äußerst aufschlussreiche Gespräche mit einigen der legendärsten Katzenpersönlichkeiten. Lass dich überraschen!

Interview mit Schrödingers Katze Interviewer: „Schrödingers Katze, wie fühlt es sich an, gleichzeitig lebendig und tot zu sein?"

Schrödingers Katze: „Nun, es ist kompliziert. Ich verbringe viel Zeit damit, mich selbst zu beobachten – oder besser gesagt, nicht zu beobachten. Manchmal ist es, als wäre ich überall und nirgendwo zugleich. Aber ehrlich gesagt, das wahre Geheimnis ist, dass ich einfach nur eine normale Katze bin, die eine Schwäche für Kartons hat."

Interviewer: „Haben Sie jemals darüber nachgedacht, die Box zu verlassen?"

Schrödingers Katze: „Das würde den ganzen Spaß verderben! Die Ungewissheit ist doch das Beste daran."

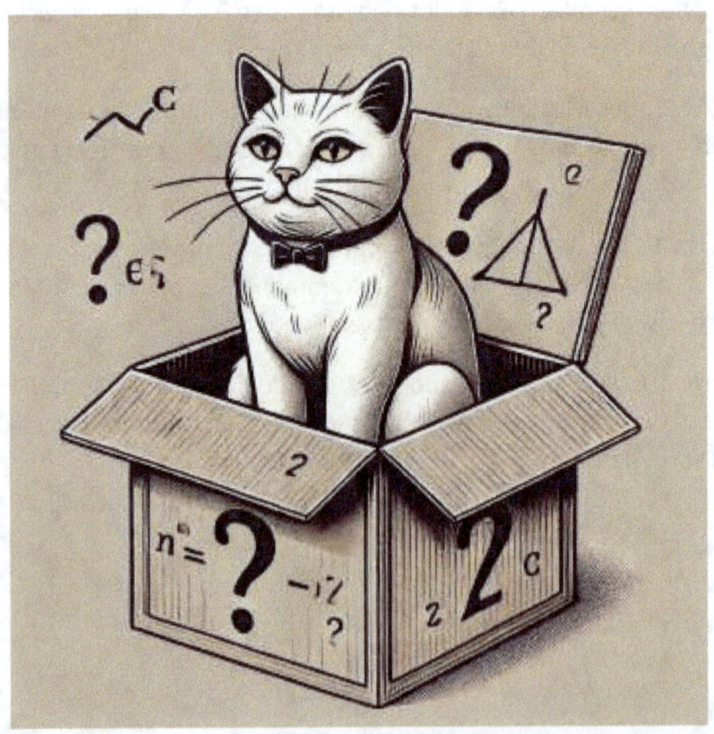

Interview mit der Katze von Edgar Allan Poe Interviewer: „Ihre Herrschaft über die düstere Romantik ist legendär. Wie schaffen Sie es, eine solche melancholische Aura zu bewahren?"

Poes Katze: „Es ist alles eine Frage des Schnurrens im Moll-Ton. Es gibt nichts Schöneres, als bei Vollmond auf dem kalten Fensterbrett zu sitzen und leise zu schnurren, während ich über das flüchtige Wesen der Existenz nachdenke."

Interviewer: „Hat Ihr Leben mit Poe Ihre Sicht auf das Leben beeinflusst?"

Poes Katze: „Absolut. Ich habe gelernt, dass es nichts Wichtigeres gibt, als in der Dunkelheit der Nacht zu schnurren und die Geheimnisse des Lebens zu umschweifen. Man könnte sagen, ich bin ein Meister der melancholischen Schnurrphilosophie."

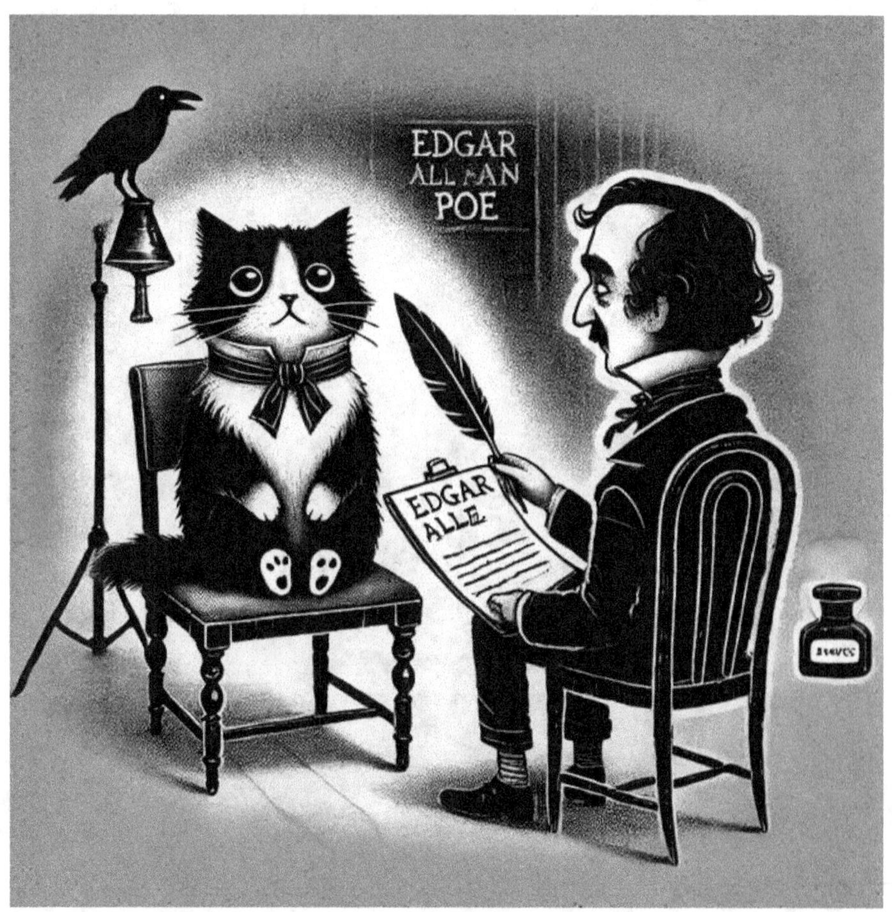

Interview mit Garfield Interviewer: „Garfield, du bist bekannt für deine Liebe zu Lasagne und deine Abneigung gegen montags. Gibt es etwas Spirituelles an deinem Lebensstil?"

Garfield: „Spirituell? Vielleicht. Ich meine, Lasagne ist das Essen der Götter. Und wer braucht schon einen Montag? Ich sage immer, dass der wahre Sinn des Lebens darin besteht, so viele Nickerchen wie möglich zu machen und den Menschen um dich herum klarzumachen, wer hier das Sagen hat."

Interviewer: „Glaubst du, dass deine Philosophie universell ist?"

Garfield: „Natürlich! Jeder sollte mehr schlafen, mehr essen und weniger arbeiten. Ich nenne es die Garfield-Doktrin: Weniger Stress, mehr Käse."

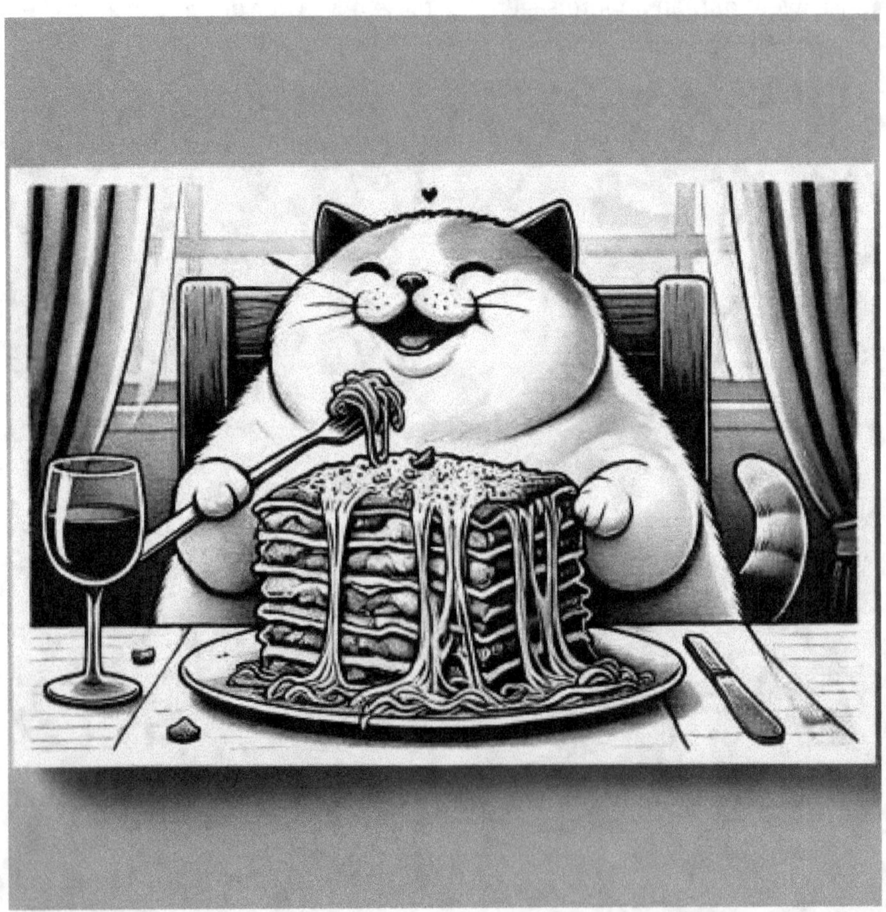

8. „Das ultimative Katzen-Schnurr-Konzert"

Zum krönenden Abschluss deines Buches laden wir die Leser zu einem exklusiven „Katzen-Schnurr-Konzert" ein – eine Veranstaltung, die sie bequem von zu Hause aus mit ihrer Katze erleben können. Bereite dich darauf vor, in die Welt des Schnurrens einzutauchen und die beruhigenden Vibrationen zu spüren, die nur Katzen erzeugen können.

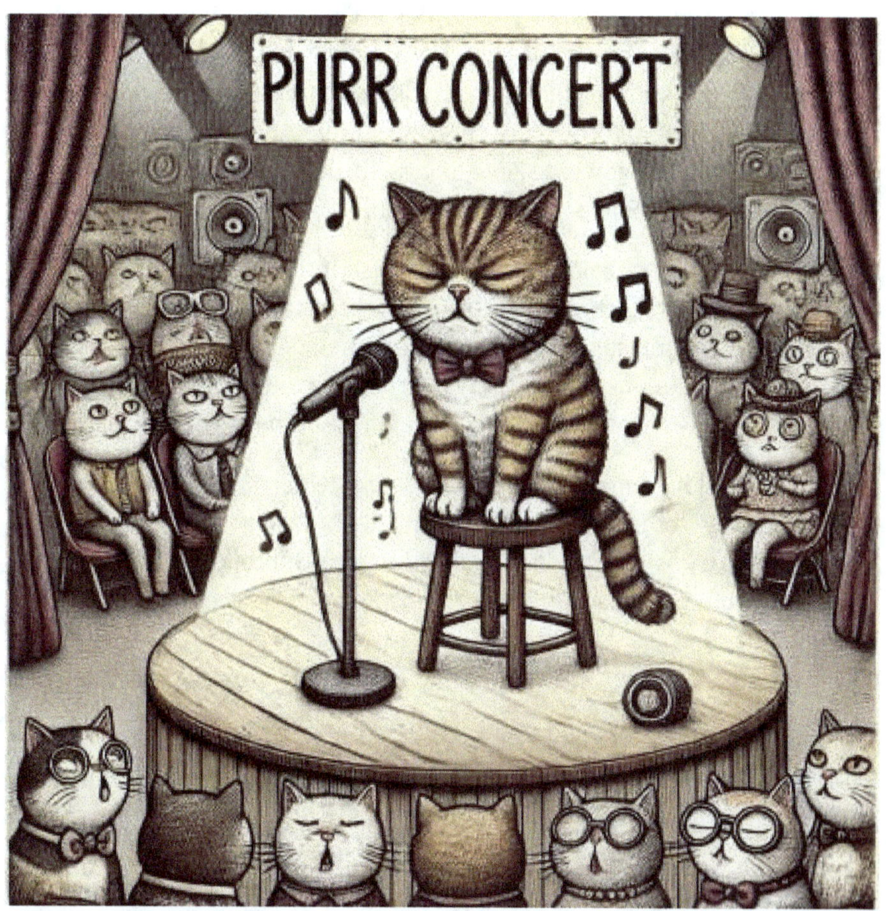

Schritt 1: Die Vorbereitung Schaffe eine entspannte Atmosphäre in deinem Zuhause. Dimme das Licht, zünde eine Kerze an und spiele sanfte, beruhigende Musik im Hintergrund. Lege weiche Decken und Kissen aus, um einen gemütlichen Platz für dich und deine Katze zu schaffen. Wenn möglich, stelle sicher, dass die Umgebung ruhig ist und keine störenden Geräusche eure Konzentration unterbrechen.

Schritt 2: Die Einladung Lade deine Katze ein, sich zu dir zu gesellen. Setze dich auf den Boden oder auf die Couch und klopfe sanft neben dich, um ihr zu signalisieren, dass es Zeit für das Konzert ist. Deine Katze wird vielleicht neugierig heranschleichen, oder sie wird sofort wissen, worum es geht – Katzen haben schließlich ein Gespür für Magie.

Schritt 3: Das Konzert beginnt Sobald deine Katze sich niedergelassen hat, beginne sanft, sie zu streicheln, und höre auf das leise Schnurren, das sich langsam aufbaut. Konzentriere dich auf die Vibrationen des Schnurrens und lass sie durch deinen Körper fließen. Schließe die Augen und stelle dir vor, dass diese Schwingungen jede Zelle deines Körpers erreichen und dich in einen Zustand tiefster Entspannung versetzen.

Schritt 4: Der Schnurr-Dialog Während das Schnurren weitergeht, kannst du versuchen, in einen „Schnurr-Dialog" mit deiner Katze zu treten. Antworte auf ihr Schnurren mit sanften Worten oder einem leisen Summen. Stelle dir vor, dass ihr beide eine energetische Verbindung aufbaut, die über Worte hinausgeht – eine Kommunikation, die tief in deinem Herzen spürbar ist.

Schritt 5: Der Höhepunkt Lass das Schnurren deiner Katze den Höhepunkt des Konzerts erreichen. Vielleicht beginnt sie intensiver zu schnurren, oder sie wechselt die Position, um näher bei dir zu sein. Spüre, wie sich die Energie um euch herum verändert und eine Atmosphäre der vollkommenen Harmonie entsteht. Dies ist der Moment, in dem du dich ganz in das Schnurren vertiefst und alle Sorgen loslässt.

Schritt 6: Das Finale Beende das Konzert, indem du dich langsam zurücklehnst und die letzten Klänge des Schnurrens ausklingen lässt. Bedanke dich bei deiner Katze für das wundervolle Konzert und schenke ihr vielleicht ein Leckerli als Zeichen deiner Wertschätzung. Du wirst feststellen, dass du dich erfrischt, entspannt und spirituell gestärkt fühlst – bereit, die Welt mit einem neuen Sinn für Ruhe und Frieden zu erobern.

Danksagung

Ein herzliches Dankeschön an all die Katzen dieser Welt – insbesondere an jene, die es geschafft haben, trotz meiner anfänglichen Skepsis ihren Weg in mein Leben zu finden (und natürlich auch in mein Schlafzimmer, meinen Lieblingssessel und auf meinen Laptop). Euer unerschütterliches Selbstbewusstsein und eure unnachahmliche Fähigkeit, mich gleichzeitig zu faszinieren und zu frustrieren, haben dieses Buch erst möglich gemacht.

Danke auch an meine menschlichen Freunde und Schüler, die mich immer wieder daran erinnert haben, dass auch die arrogantesten Katzen einen Sinn für Humor haben – auch wenn er gut versteckt sein mag. Eure Unterstützung und euer Lachen haben mich motiviert, meine Erfahrungen mit diesen mysteriösen Vierbeinern in Worte zu fassen.

Ein besonderer Dank gilt all jenen Katzen – oder sollte ich sagen, meinen ehemaligen Mitbewohnern? – für all die Lektionen in Geduld, Gelassenheit und dem bewussten Ignorieren menschlicher Wünsche. Ohne euch hätte ich nie gelernt, dass wahre Erleuchtung darin besteht, loszulassen... und einfach die Katzen das Kommando übernehmen zu lassen.

Und schließlich ein Dank an alle Leserinnen und Leser, die bereit sind, mit einem Lächeln und einem offenen Herzen die Weisheit und den Wahnsinn der Katzenspiritualität zu erkunden. Möge dieses Buch euch so viel Freude bereiten, wie es mir beim Schreiben bereitet hat – und möge eure Katze euch hin und wieder mit einer kleinen Dosis Arroganz daran erinnern, wer wirklich das Sagen hat.

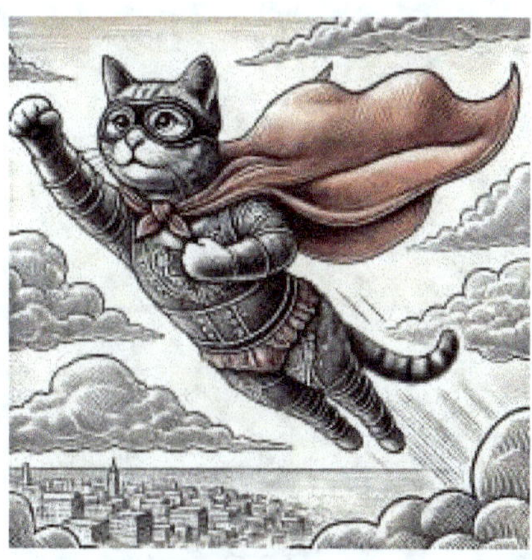

Über den Autor

Thomas, ein erfahrener Reiki-Lehrer und spiritueller Mentor, hat sein Leben der Kunst des energetischen Heilens gewidmet. Mit einer tiefen Leidenschaft für die Balance von Körper und Geist, führt er seit Jahren Menschen auf ihrem Weg zu innerem Frieden und Wohlbefinden.

Doch es gibt eine kleine Herausforderung in seinem Leben, die selbst er noch nicht vollständig meistern konnte: **Katzen**. Diese majestätischen, aber auch leicht überheblichen Wesen stellen für ihn ein Rätsel dar, das er bis heute nicht ganz lösen konnte. Während er die spirituelle Weisheit der Katzen durchaus anerkennt, hat er Schwierigkeiten, ihre angeborene Arroganz zu tolerieren.

Thomas ist der erste, der zugibt, dass er sich von der Unabhängigkeit und dem Selbstbewusstsein der Katzen oft in den Schatten gestellt fühlt – ein Umstand, den er mit einem Augenzwinkern und einer gesunden Portion Humor akzeptiert. Vielleicht liegt es gerade an dieser Herausforderung, dass er sich entschlossen hat, ein Buch über die spirituelle Welt der Katzen zu schreiben – um endlich Frieden mit diesen eigenwilligen Geschöpfen zu schließen.

Sein Buch „Katzenguru: Weisheit auf vier Pfoten" ist nicht nur eine Hommage an die tiefgründige Mystik der Katzen, sondern auch ein humorvoller Versuch, seine Beziehung zu diesen stolzen Wesen zu verbessern – und vielleicht sogar ein wenig von ihrer Weisheit zu erlernen, ohne dabei seine eigene Souveränität zu verlieren

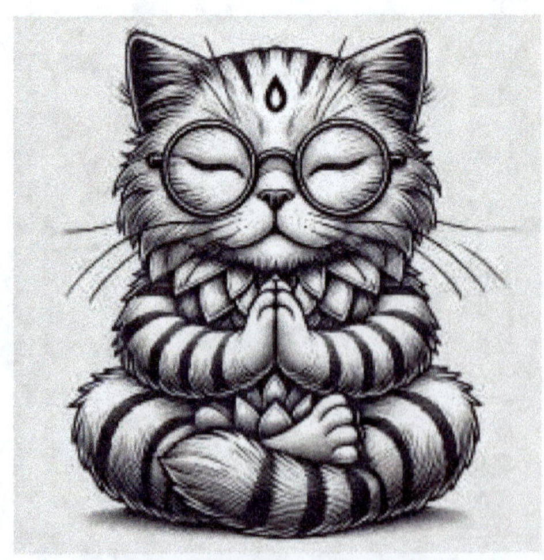

9 7 9 8 3 3 6 2 0 0 0 8 9